チェアサイド オーラルフレイルの診かた

第2版　保険対応！

歯科医院で気づく，対応する口腔機能低下症

菊谷 武　著

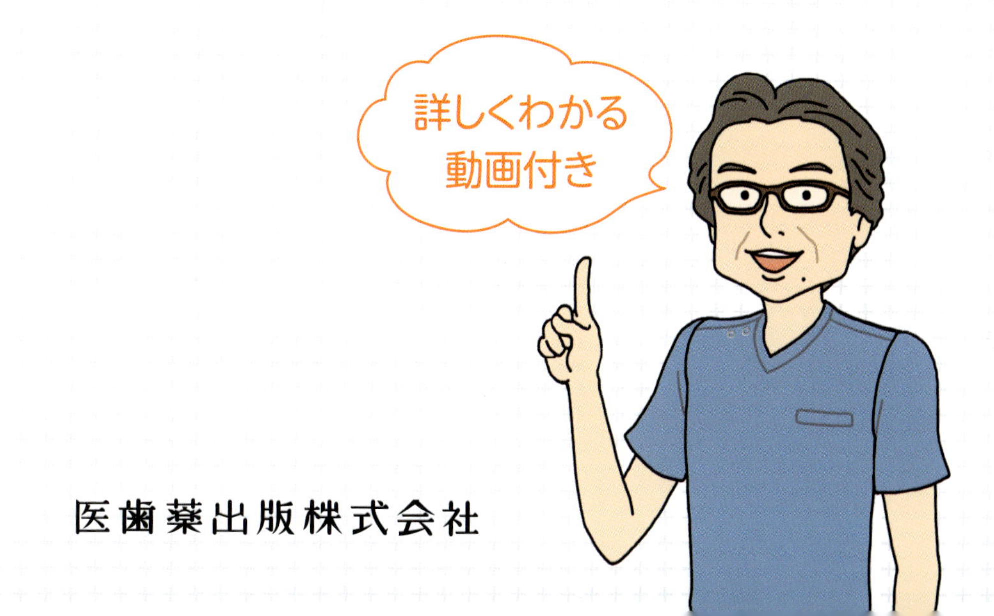

医歯薬出版株式会社

This book is originally published in Japanese
under the title of :

CHEASAIDO ORARUFUREIRU NO MIKATA DAI NIHAN HOKENTAIOH SHAKAIIN DE KIZUKU TAIOUSURU KOUKUKINOU TEIKASHO KUWASHIKUWAKARU DOUGATSUKI
(Chair-side Dental Practice for Oral Frailty-Diagnosing and Treating Deterioration of
Oral Function in the Elderly with Clinical Movies, 2nd Edition)

KIKUTANI, Takeshi
Professor, Nippon Dental University School of Life Dentistry of Tokyo
Director of the Nippon Dental University, Tama Oral Rehabilitation Clinic

ISHIYAKU PUBLISHERS, INC.
7-10, Honkomagome 1 chome, Bunkyo-ku,
Tokyo 113-8612, Japan

はじめに　第2版

患者さんは家で暮らしています．住み慣れた家で，家族の思い出とともに暮らしています．いつまでも住み慣れた家で暮らし続けるために，在宅診療が注目され，歯科においてもその推進が叫ばれています．

一方で，在宅の患者さんであっても，以前は歯科医院への通院が可能であったはずです．歯科医師は通院が困難になる前段階で，徐々に身体機能・精神機能が低下していく過程を自院で見ているはずなのです．その時期こそが，最近耳にすることが多い「フレイル」という状態で，心身の脆弱性が増している状態を示します．その状態を放置すると容易に要介護状態に陥り，訪問診療で対応しなければいけない段階となるのです．

この「フレイル」の時期には，口腔機能の低下も見られます．フレイルは口腔機能の低下の原因にも，結果にもなりえます．この時期にみられる口腔機能の低下は，より重症な摂食機能障害に比較して回復可能な余地を大いに残す領域と考えられ，地域の歯科医院への通院期間中に起こるため，そのトリアージにおいても対応においても，歯科医院におけるかかわりは強く求められるのです．

折しもこの第２版が上梓される本年は，「口腔機能低下症」という病名が診療報酬において取り上げられ，歯科から「フレイル」を発信できる大きな機会を得た年になりました．この新しい病名は，齲蝕，歯周病，歯の欠損という病名に縛られていた歯科医療が，新たに「口腔機能」という視点で患者に対峙することができることを意味します．

「口腔機能低下症」が保険病名として挙げられたことの意義は大きく感じる一方で，すべての歯科医師が口腔機能の低下に取り組む責務を持ったと考えます．すなわち，齲蝕や歯周病という疾患に対して歯科医師として取り組むと同様に，口腔機能低下についても責任をもって対応しなければいけないと考えます．

「平成」という元号の終わりが近い本年は，10年先，20年先から振り返ってみると，歯科医療の大きな転換期であったといえることに，筆者は疑いを持っていません．この，大きな変化の時流に対応していけるように，本書が先生方のお役に立てれば幸いです．

2018年５月

菊谷　武

CONTENTS

デザイン／株式会社アライブ

CONTENTS

本書の使い方

本書は大きく３つの章に分かれています．

1章　オーラルフレイルを「知る」

本書のテーマであるオーラルフレイルやフレイル，口腔機能低下症について解説をしています．

2章　オーラルフレイルを「評価する」

歯科医院でできる口腔機能の低下についてのチェックポイントや評価の方法，注目すべき点などが説明されています．

3章　オーラルフレイルに「対応する」

口腔機能が低下した患者さんにどのように対応すべきか，口腔機能訓練や義歯，食事指導などの考え方が示されています．

１章の「知る」は本書で取り扱う内容を理解するための基礎的な内容について解説しています．本章を理解したうえで，通院してくる患者さんに「おやっ？」と思うことがあったら，９頁の問診票を手がかりに患者さんのどの点に注目するかを整理し，２章「評価する」の各項目を参照してみてください．「関連項目」が示されているものについてはそちらも併せて読むことで，患者さんの口腔機能低下の理由や対応法についてより広い視点から理解することができます．

３章「対応する」では訓練や指導の実際が示されています．本章の内容を理解したうえで，患者さんにとって最適な対応を行うことが大切です．

また，動画で確認のマークが付いた項目には，理解を進めるための動画を付けました．患者さんのオーラルフレイルや口腔機能低下症に気づくために，ご活用ください．

※改訂にあたって

平成30年度から歯科診療報酬に「口腔機能低下症」が採用されたことから，冒頭に「歯科診療報酬における『口腔機能低下症』考え方と診断基準」を追加し，２章５節には「診療報酬に基づく口腔機能精密検査」として関連する検査の方法や診断基準をまとめました．

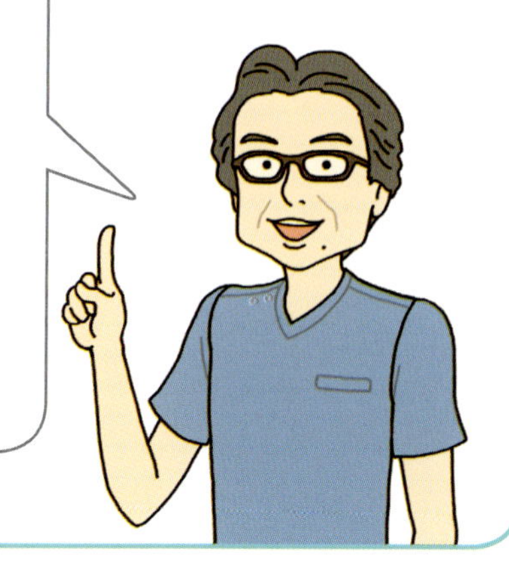

歯科医院におけるオーラルフレイルチェック
歯科医院で口腔機能低下にどう気付くのか？

●問診票の使い方

右ページに「オーラルフレイル問診票」を掲載しました．各項目について通常の問診で思い当たることがあったり，あるいは直接問診票をお見せしひとつでも該当するところがあったら，参照された項目を手がかりに，本書に示す口腔機能の評価を実施してみてください．その患者さん，口腔機能低下症かもしれません．

●各項目の解説

1．食べ物の量や食べ物の種類を控えることがあった

多品目の食事を食べることは高齢者の生活機能の維持には欠かせないことがわかっています．高齢者においては肉類や油脂類の摂取が少ないばかりでなく，野菜やナッツ類といった咀嚼能力を必要とする食品の摂取も必要となりますが，これらを摂取するためには咀嚼力の維持が重要です．摂取量とともに，多品目の食事がとれているか聞き取ることは重要となります．

（参照：2 章 5 節，6 節，8 節，3 章 4 節　など）

2．食事時間が長くなった

咀嚼機能をはじめとする摂食嚥下機能の低下は，食事時間の延長を招きます．特に咀嚼機能に合致しない食形態の摂取は，食事時間の延長を招くばかりでなく，誤嚥のリスクや摂取量不足から低栄養のリスクを伴います．30 分を超える食事時間は要注意です．

（参照：2 章 1 節，3 章 4 節　など）

3．歯や入れ歯の調子が悪くないのに噛むのが困難になった

本書で何度も触れる「運動障害性咀嚼障害」の存在を聞き取る項目です．咀嚼障害には加齢による変化が原因となるものがあります．言い換えれば「年のせい」です．加齢に伴う咀嚼障害なのか，何らかの疾患をベースとしたものなのかは重要な臨床判断となります．

（参照：1 章 2 節，2 章 5 節，6 節　など）

4．思いどおりにしゃべることが困難だ

構音器官は咀嚼器官に相当します．噛みにくいことは，義歯や歯のせいにしてしまって患者さんが諦めている場合もありますが，しゃべることについて少し聞いてみると，重要な口腔機能低下の症状が見てとれます．

（参照：2 章 2 節，5 節，6 節　など）

5．最近体重が減った

増えることばかりに気をとられがちな体重ですが，口腔機能の低下は低栄養を招き，体重低下として表現されます．主に疾患に起因する急激な体重減少は患者自身や周囲のご家族などが気付きますが，口腔機能の低下による体重減少は徐々に表れるために注意が必要です．

（参照：2 章 8 節，3 章 4 節　など）

6．缶やペットボトルの蓋が開けにくい

加齢による筋力の衰えは色々な場面で感じるところですが，代表的な例として日常的に行う機会の多い「缶や瓶の蓋を開けづらくなった」，「レトルトパウチを開けずらくなった」などで気付く場面が多いでしょう．

（参照：2 章 2 節コラム「握力測定」　など）

7．歩くのが遅くなった

歩くのが遅くなったというのも日常的に感じる身体機能の衰えを表現しています．体重や握力とともにフレイルの診断基準としても用いられます．

（参照：1 章 1 節，2 章 2 節　など）

オーラルフレイル問診票

以下の項目について，当てはまる点がありましたら
□ にチェックをいれてください.

番号	項目	チェック
1	食べ物の量や食べ物の種類を控えることがあった	□
2	食事時間が長くなった	□
3	歯や入れ歯の調子が悪くないのに嚙むのが困難になった	□
4	思いどおりにしゃべることが困難だ	□
5	最近体重が減った	□
6	缶やペットボトルの蓋が開けにくい	□
7	歩くのが遅くなった	□

歯科診療報酬における「口腔機能低下症」
考え方と診断基準

●口腔機能低下症とは

日本老年歯科医学会では，『高齢期における口腔機能低下―学会見解論文 2016 年版―』[1] を作成しています．さらに，日本歯科医学会ではこれをもとに，『口腔機能低下症に関する基本的な考え方』[2] を提示しています．この考え方では，口腔機能低下症の病態を「加齢だけでなく，疾患や障害など様々な要因によって，口腔の機能が複合的に低下している疾患．放置しておくと咀嚼機能不全，摂食嚥下障害となって全身的な健康を損なう．高齢者においては，う蝕や歯周病，義歯不適合などの口腔の要因に加えて，加齢や全身疾患によっても口腔機能が低下しやすく，また，低栄養や廃用，薬剤の副作用等によっても修飾されて複雑な病態を呈することが多い．そのため，個々の高齢者の生活環境や全身状態を見据えて口腔機能を適切に管理する必要がある」[2] としています．

口腔機能低下症ではその症状として，「口腔内の微生物の増加」，「口腔乾燥」，「咬合力の低下」，「舌や口唇の運動機能の低下」，「舌の筋力低下」，「咀嚼や嚥下機能の低下」など複数の口腔機能が低下した状態のことを指します．

●診療報酬上の取り扱い

口腔機能低下症は診療報酬上，以下のように取り扱われます（**図 1**）．

(1) 病名：口腔機能低下症

(2) 診断基準：口腔機能低下症の 7 つの下位症状（口腔衛生状態不良，口腔乾燥，咬合力低下，舌口唇運動機能低下，低舌圧，咀嚼機能低下，嚥下機能低下）のうち，3 項目以上該当する場合に口腔機能低下症と診断されます．

(3) 算定要件：上記の診断基準に該当する場合，医学管理料の歯科疾患管理料（歯管），歯科特定疾患療養管理料（特疾管）を算定することが可能です．これに加えて，当該患者が 65 歳以上で，咀嚼機能検査，咬合圧検査，舌圧検査のいずれかが基準値以下の場合，口腔機能管理加算をさらに算定することができます．なお，咀嚼機能検査，咬合圧検査には施設基準があります．

(4) その他：口腔機能管理加算の対象患者は 50 歳以上とされていますが，50 歳未満であっても，パーキンソン病や脳血管疾患など口腔機能を低下させる疾患に罹患している者については算定が認められています．この場合，診療報酬明細書の「摘要」欄に口腔機能低下と関連すると考えられる疾患名を記載することが必要です．

●管理にあたって

診断にあたっては『口腔機能精密検査　記録用紙』（右記）に検査の結果を記入します．その後の管理にあたっては『口腔機能低下症に関する基本的な考え方』[2] に添付されている『管理計画書』に沿って計画を立案，管理を進め，来院ごとに『管理指導記録簿』に記録して保存します．

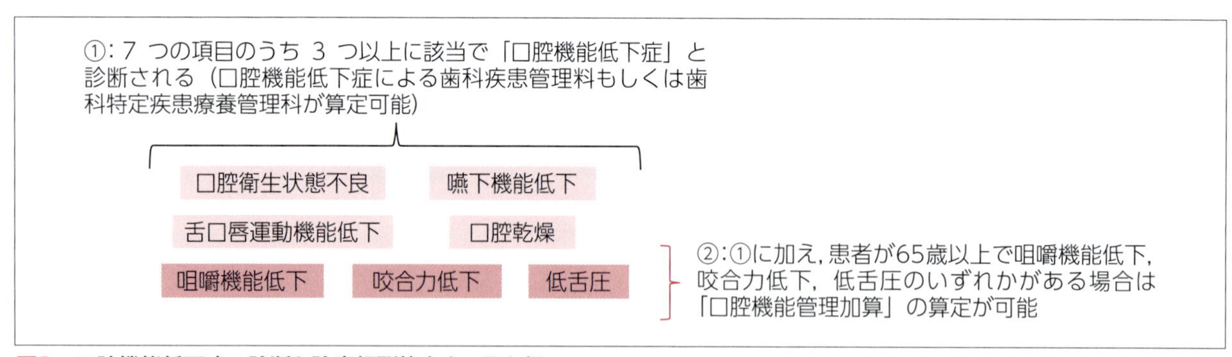

図1　口腔機能低下症の診断と診療報酬算定上の取り扱い

1) 一般社団法人日本老年歯科医学会学術委員会．高齢期における口腔機能低下一学会見解論文2016年版一．老年歯学．2016：31(2)；81-99．
http://www.gerodontology.jp/committee/file/paper_20161124.pdf

2) 日本歯科医学会．口腔機能低下症に関する基本的な考え方　令和6年3月．
https://www.jads.jp/assets/pdf/basic/r06/document-240329.pdf

口腔機能精密検査　記録用紙

患者氏名（ふりがな）		生年月日	年　月　日（　歳）	（男・女）

計測日　　年　　月　　日

下位症状	検査項目	該当基準	検査値	該当
①口腔衛生状態不良	舌背上の微生物数	3.162×10^6CFU/mL 以上	CFU/mL	□
	舌苔の付着程度	50%以上	%	
②口腔乾燥	口腔粘膜湿潤度	27 未満		□
	唾液量	2g/2 分以下		
③咬合力低下	咬合力検査	350N 未満（デンタルプレスケールII・フィルタあり） 500N 未満（デンタルプレスケールII・フィルタなし） 200N 未満（デンタルプレスケール） 375N 未満（Oramo-bf）	N	□
	残存歯数	20 本未満	本	
④舌口唇運動機能低下	オーラルディアドコキネシス	どれか 1 つでも，6 回/秒未満	「パ」　回/秒 「タ」　回/秒 「カ」　回/秒	□
⑤ 低舌圧	舌圧検査	30kPa 未満	kPa	□
⑥ 咀嚼機能低下	咀嚼能力検査	100mg/dL 未満	mg/dL	□
	咀嚼能率スコア法	スコア 0，1，2		
⑦ 嚥下機能低下	嚥下スクリーニング検査（EAT－10）	3 点以上	点	□
	自記式質問票（聖隷式嚥下質問紙）	A が 1 項目以上		

該当項目が 3 項目以上で「口腔機能低下症」と診断する。　**該当項目数：＿＿**

日本歯科医学会．口腔機能低下症に関する基本的な考え方　令和6年3月．より．

（診療報酬に関する事項は，本書第2版7刷発行時（2022年5月）の内容です）

付録動画コンテンツについて

本書の本文中，動画で確認のマークがある項目については，スマートフォンとタブレット端末からインターネットに接続して視聴することができます．

◆動作環境

Android 4.4 以上の Chrome 最新版
iOS 7 以上の Safari 最新版
※パソコン（Windows，Macintosh 等）・フィーチャーフォン（ガラケー）には対応しておりません．

◆視聴方法

下記の QR コードを読み取って，動画配信ページにアクセスしてください．
ページ上の項目を選択（タップ）すると動画を視聴することができます．

※ QR コードが読み込めない場合は，以下の URL からアクセスしてください．
URL：http://www.ishiyaku.co.jp/ebooks/445260/

◆注意事項

お客様がご負担になる通信料金について十分にご理解のうえご利用をお願いします．
動画コンテンツを無断で複製・公に上映・公衆送信（送信可能化を含む）・翻訳・翻案することは法律により禁止されています．

◆お問い合わせ先

以下のお問い合わせフォームよりお願いいたします．
URL：https://www.ishiyaku.co.jp/ebooks/inquiry/

動画一覧

2 章の動画

2 節「高齢者が診察室に来たら，ここをチェックしよう」

39 頁　1. 小刻み歩行
39 頁　2. 小脳失調性歩行
41 頁　3. スムーズさに欠ける発声
41 頁　4. 嗄声（湿性嗄声）
42 頁　5. 開鼻声
43 頁　6. 鼻指鼻試験

7 節「認知面のフレイル」

82 頁　7. 義歯装着行動観察

3 章の動画

4 節 咀嚼機能を考慮した食事指導

126 頁　1. ペースト食の咀嚼
126 頁　2. 押しつぶしの咀嚼
126 頁　3. 通常の咀嚼
126 頁　4. ビデオ A：咀嚼の外部評価（上下運動）
126 頁　5. ビデオ B：咀嚼の内部評価（上下運動）
126 頁　6. ビデオ C：咀嚼の外部評価（単純な開閉口運動）
127 頁　7. 均一に咀嚼された試験食
127 頁　8. 一部不均一に咀嚼された試験食
127 頁　9. 不均一に咀嚼された試験食

※ QR コードは（株）デンソーウェーブの登録商標です

1章

オーラルフレイルを「知る」

Chapter 1

1

フレイルとサルコペニア ――加齢と全身の身体機能低下の関係

フレイルとは

「フレイル」という状態は，ヒトの老化の過程における，「健常」と「要介護状態」の中間であり，健康障害につながる心身の脆弱な状態であると同時に，ストレスに対する予備力の低下に起因した状態であると定義されています（図1）[1]．現在の日本では，約300万人の高齢者がフレイルの状態に該当するとされています．

その人がフレイルかどうかを判断するには評価基準があります．その構成要素として「身体組成」，「身体機能」，「身体活動」，「疲労」，「精神心理状態」，さらには「社会的問題」なども含まれています．具体的にフレイルの実態を把握するためには，①体重減少，②疲労，③筋力低下，④歩行速度の低下，⑤身体活動の低下をそれぞれ評価し，このうち3つ以上の症状を有する場合に，「フレイル」と判定されます（図2）[2]．フレイルと診断された者は死亡率が上昇することが明らかになっています．

東京大学高齢社会総合研究機構の秋山弘子氏が行った，全国高齢者20年の追跡調査からわかった高齢者の自立度の変化パターン（男性）[3]によると，約7割の高齢者が75歳を境に徐々に自立度を低下させ，10

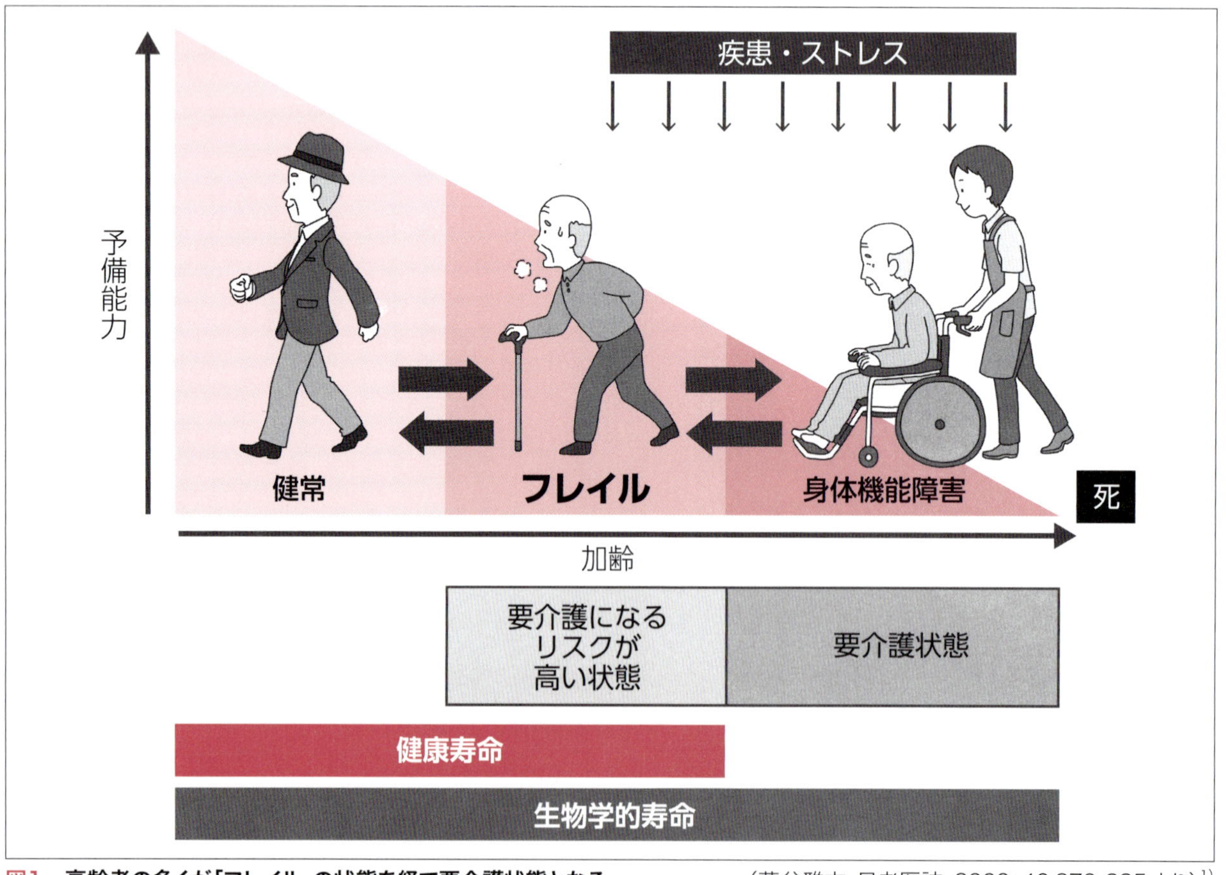

図1　高齢者の多くが「フレイル」の状態を経て要介護状態となる　（葛谷雅文. 日老医誌. 2009；46:279-285.より）[1]

☑	項目	例
☐	**体重減少**	日本人の体格であれば，1年間に2kg減ったら要注意
☐	**疲労**	最近，以前より疲れやすくなった
☐	**筋力低下**	買い物で2リットルのペットボトルを運ぶのが大変になった
☐	**歩行速度の低下**	青信号の間に横断歩道を渡りきれなくなった
☐	**身体活動の低下**	最近，趣味のサークルに出かけなくなった

図2　フレイルの評価基準　(Fried LP, et al. J Gerontol A Biol Sci Med Sci. 2001;56(3):M146-156.より)[2]
チェックが3つ以上入るとフレイルの疑いがある

年ほどかけてほぼすべて日常生活に介助を要するというパターンが示されています．まさに「自立した高齢者がフレイルという状態を経て要介護状態に至る」という過程を示しているといえます（図3）[3]．

ここでみられる「自立度の低下」の原因となる身体機能や認知機能の低下は，「口腔機能の低下」の原因にも，結果にもなりえます．この過程のなかでも比較的早期にみられる口腔機能の低下は，より重症な摂食機能障害に比較して回復可能な余地を大いに残す領域と考えられています．高齢者がまだ地域の歯科医院へ通院できる期間中に起こる変化であるともいえます．よって，高齢者の自立度の低下を防ぐためには，歯科医院において早期からの，そして合理的な介入が求められるといえます．

さて，全身に影響を及ぼすフレイルと，口腔機能との関わりはどのようなものでしょうか？

口腔機能の低下のわずかな変化は，食事時間の延長やちょっとした食べこぼしやムセ込みなどで見られることがあります．これに対しては，一般に知られている口腔体操の実施や友人や家族との会話，食事を楽しむことなどで改善が可能です．おいしいものを食べたいという意欲で，ちょっとした歯の不具合でも治療に出かける意欲を引き起こし，治療によって改善へと向います．一方で，不具合のある義歯の長期使用や不具合を抱えながら未治療な状態が続くと，みた目の問題や友人との食事に対する力の差から，出かけることや外食を避ける原因につながります．この口腔の問題に発端した社会性の欠如はますます運動量の低下を招き，空腹感の欠如，食事が楽しめないなど，悪いサイクルに入っていきます．さらに，低栄養の存在はサルコペニア（後述）につながり，活力低下，筋力低下，身体機能低下，活動度，消費エネルギーの減少，ひいては食欲低下をもたらし，さらに栄養不良を促進させる負のスパイラルを生み出します．加えて，独居

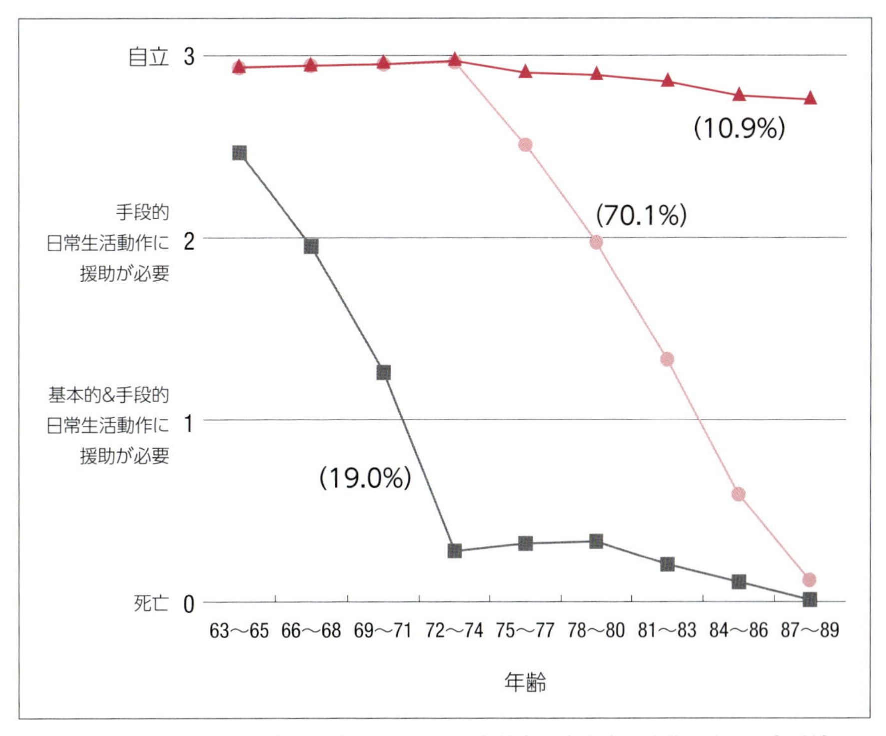

図3　全国高齢者20年の追跡調査からわかった高齢者の自立度の変化パターン（男性）
（秋山弘子．科学．2010;80:59-64.より）[3]

や貧困などの社会的問題や，認知機能障害などの精神・心理的問題が影響するといわれています．また，摂食嚥下機能の低下，口腔機能の低下もまた，栄養摂取量の低下に直結する問題と考えられます（図4）[4]．

サルコペニアとは

ここで，サルコペニア（sarcopenia）について説明します．サルコペニアは「筋肉減少症」ともいわれ，骨格筋量と骨格筋力の低下を示す症候群です．私たちヒトは老化に伴い筋肉量・筋力とも衰えていきますが，サルコペニアの特徴的な点は「負のスパイラル」を形成する点にあります．

サルコペニアによる負のスパイラルは以下のように説明されます．まず，全身の筋肉の減少は筋力の低下につながり，身体機能の低下を招きます．筋肉は身体のなかでも体熱を多く産生する重要な器官です．すなわち，筋肉が衰えると基礎代謝量が減少し，エネルギーの消費量の低下を招きます．これは，空腹感の欠如などを招き，不十分な栄養摂取につながり，さらには体たんぱく質の合成を低下させることでさらなる筋肉の低下を招きます．こうして，サルコペニアを取り巻く「負のスパイラル」が形成されるのです．

全身の筋力低下（全身のサルコペニア）は当然のことながら口腔の筋力低下（口腔のサルコペニア）につながります．すると，咀嚼機能や嚥下機能に悪影響を与え，栄養摂取量の低下を招き，全身の筋力低下に拍車をかけることになります．口腔のサルコペニア対策として口腔に負荷を掛けるレジスタンス運動を行うことで，口腔機能の改善を図り全身のサルコペニアの負のスパイラルを断ち切ることができるのではないかと考えられています（図5）[5]．こうした流れのなかにオーラルフレイルが位置します．

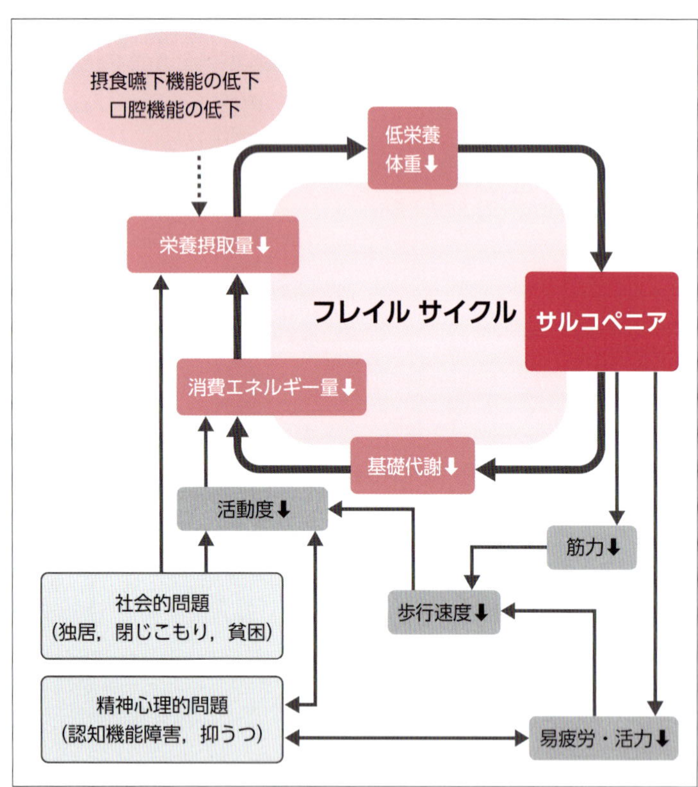

図4　フレイルサイクルの概念図（Xue QL, et al. J Gerontol A Biol Sci Med Sci. 2008;63(9):984-990.より）[4]
低栄養が存在するとサルコペニアにつながり，活力低下・筋力低下・身体機能低下・活動度と消費エネルギーの減少，さらには食欲低下をもたらし，栄養不良を促進させる負のスパイラルを生み出す．加えて，独居や貧困などの社会的問題や認知機能障害などの精神心理的問題が影響するともいわれている．摂食嚥下機能や口腔機能の低下もまた，栄養摂取量の低下に直結する問題と考えられる．

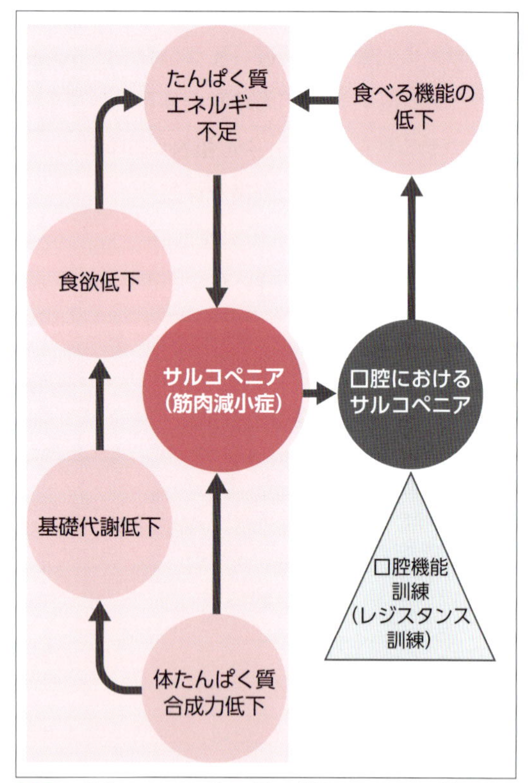

図5　サルコペニアと口腔のサルコペニア（菊谷 武．栄養-評価と治療．2004；24：451-456.より）[5]
口腔のサルコペニアに端を発した食べる機能の低下は，全身のサルコペニアに悪影響を及ぼす．口腔機能訓練によってその改善が期待される．

2

オーラルフレイル──加齢・疾患による口腔機能の変化と運動障害性咀嚼障害

口腔機能は加齢によりどのように低下するのか？

口腔機能を維持することは，偏りなく必要十分な栄養を摂取できることにつながり，それが健康長寿に寄与します．これまで多くの研究によって，口腔機能の維持に欠かせない咬合支持の存在が栄養摂取の適正化や栄養状態の維持，生命予後の改善に寄与することが報告されています[1,2]．本節では口腔機能に焦点を絞り，その機能低下はどのようなものなのか説明します．

1）歯の欠損による口腔機能の低下

口腔機能低下の原因は，まずわれわれ歯科医療従事者がこれまで主に対応してきた歯の欠損があります．

8020運動をはじめとする歯科保健の推進によって，高齢期となっても多くの歯を保持する者が増加しているのは周知の事実です．本運動の目標である「80歳において20歯以上の歯を有する者」の割合は，現在では約5割に達したと報告されています．一方で，20本以上の歯を有する者の割合の低下は50歳代より始まっており，咀嚼機能の低下を示す徴候は高齢期を迎える前から始まっていることがわかります．より早期から歯の欠損の予防を通じた対策が必要といえます．しかしながら，いまだ多くの高齢者では歯の喪失がみられるのも事実で，咬合支持の崩壊を招いている者が多いのも実態です．

2）運動機能低下による口腔機能の低下

歯の欠損を防止することによる8020達成者が増加するなか，依然，口腔機能が低下した者の数は増え続けているといえます．その増加は人口の高齢化に伴う身体機能障害，認知機能障害を有する者の増加と無縁ではありません．口腔機能は，咬合支持の存在だけでなく，口腔の運動機能からも大きな影響を受けるためです．

筆者らは，地域在住の高齢者に対してグミゼリーによる咀嚼力検査を実施しています．対象となったのは，65歳から5歳刻みの年齢層ごとに無作為に抽出した2,000名（73.1±5.6歳）の高齢者です．その結果，年齢層が上がるにつれて咀嚼力が徐々に低下することがわかりました（図1）[3]．一方で，この咀嚼力に影響を与えていたのは，「天然歯の数」に加えて，「咬合力」と「舌の運動の速度」と「舌の運動の力（舌圧）」

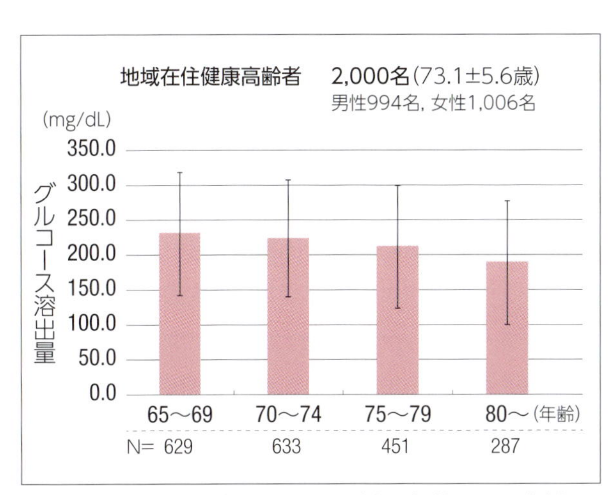

図1　地域在住高齢者における咀嚼力と年齢との関連（菊谷　武．サルコペニアと口腔機能に関する研究．2012.より）[3]
咀嚼力は加齢とともに低下する（グルコース溶出量が少なくなる）

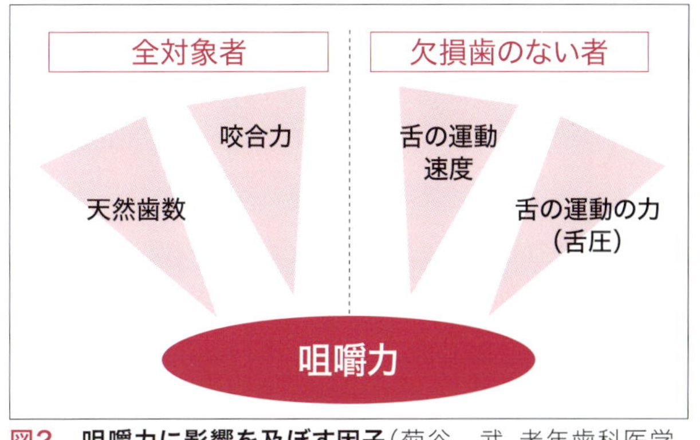

図2　咀嚼力に影響を及ぼす因子（菊谷　武．老年歯科医学．2016;31(4):412-416および菊谷　武．日補綴会誌．2016;8:126-131．より）[4,5]
無作為抽出した地域在住高齢者においては，咀嚼力に対し天然歯数や咬合力が強く関与し，欠損歯が全くない者については，舌の機能が強く関与していた

表1　器質性咀嚼障害と運動障害性咀嚼障害の違い

	器質性咀嚼障害	運動障害性咀嚼障害
概要	咀嚼に関与する器官の欠損による咀嚼障害	咀嚼に関与する神経や筋肉の障害，口腔失行，前頭葉症状などによって起こる咀嚼障害
原因	歯の欠損，咬合不全，義歯不適合など	加齢，脳血管障害，神経変性疾患，筋疾患，認知症など

咀嚼力 ＝ 咬合支持 × 口の力強さ，巧みな動き × 認知機能

図3　咀嚼力を表す公式
咀嚼力は咬合支持だけでなく，舌などの力強い動きと巧みな動き加えて，認知機能の影響も受ける．

でした（図2）[4,5]．これによって明らかになったのは，「咀嚼力は口腔の運動機能の影響を強く受ける」ということです．筆者らは，運動機能に影響を受ける咀嚼力の低下や咀嚼障害を「運動障害性咀嚼障害」とよんでいます．

運動障害性咀嚼障害という考えかた

本来，私たちがものを食べようとしたとき，捕食する前にその食べものをどのように処理するか（噛む必要のあるものなのか？　舌で押しつぶして食べるものなのか？　嚥下だけで対応するものなのか？　など）について，過去の経験を参照にしつつ判断をします．そして，食べものは口腔内に取り込まれる前に口唇や前歯によって適当な大きさに切り取られて捕食されますが，このとき舌が迎えるかのように切歯の付近まで突出され，この際にも，口唇や舌が食べものの物性や温度などを歯ざわり，歯ごたえなどから感知し，その後の処理方法の情報を得ます．そして，ある程度の硬さをもち咀嚼が必要な食べものに対しては，舌で受け取った後にすばやく舌で咀嚼側の歯の上に移動させ，舌と顎の動きの協調により上下の歯列によって粉砕処理し，唾液と混ぜます．

ここで，摂取する食べものがプリンのような軟らかい食べものの場合は，歯を使う咀嚼はほとんど行われず，舌と口蓋で押しつぶすように処理されます．ミキサー食やペースト食のような物性の場合には，口腔の役割はまとめて咽頭に送り込むことに限定されます．

咀嚼障害はその原因から器質性咀嚼障害と運動障害性咀嚼障害に分けることができます（表1）．器質性咀嚼障害とは，歯をはじめとする咀嚼器官の欠損によって起こる咀嚼障害です．咀嚼機能は図3のような公式で表すことができると考えています．この公式からわかるように，咀嚼力には咬合支持の状態，口腔の運動の巧拙が関与しています．さらにいえば，咀嚼機能には食べものを認知する能力が強く関与していると考えられます．

器質性咀嚼障害に対しては，義歯などの補綴治療による咬合回復が咀嚼機能改善に対する唯一の方法となります．

一方，避けては通れない生理的老化により身体機能が低下を示し，また，依然日本人の死亡原因の上位を占める脳血管疾患などによっても身体機能の低下がみられます．これら身体機能の低下は，上肢や下肢などの運動機能の低下に基づきますが，運動機能の低下や障害は口腔にも及び，口腔のサルコペニア，そして咀嚼障害を引き起こすことになります．これが，「運動障害性咀嚼障害」というべき状態です．この場合には，咬合の回復に加えて，運動機能の回復を目指すレジス

タンス訓練や巧緻性の訓練の実施が必須となります．

口腔に影響を及ぼす疾患

ここでもう一つ考慮に入れておきたいのが，加齢のみならず，疾患によっても口腔機能が低下，さらには障害を受けるという点です．まず，表2[6)]に口腔機能（咀嚼機能）の低下をきたす疾患や状態を示します．

加齢とともにその発症率が増加する疾患である脳血管疾患や，運動障害を伴うことの多い神経筋疾患の発症により，口腔機能は著しく低下を示します．

一方，パーキンソン病などの神経筋疾患，そして，アルツハイマー病をはじめとする脳の変性変化を伴う認知症を示す疾患の患者の多くが，著しい運動機能の低下に伴い咀嚼機能も低下しますが，疾患の進行とともにその障害は悪化の一途をたどります．そして，残念ながらこれらの疾患の多くは現在でも有効な治療法が確立されておらず，口腔の運動機能に限らず全身の運動機能に対する改善の試みも功を奏しません．よって，これらを原因とした咀嚼機能低下には回復の見込みが少ないということになります．

表2　口腔機能に障害をきたす病態

中枢神経障害
脳血管疾患（特に多発性脳血管疾患，脳幹部病変）
変性疾患（筋萎縮性側索硬化症，パーキンソン病，ウィルソン病など）
炎症性疾患（多発性硬化症，脳炎，急性灰白髄炎など）
中枢神経系腫瘍，特に脳幹部腫瘍
外傷性脳損傷
中毒性疾患
脊髄空洞症
脊髄癆
末梢神経障害
多発性脳神経炎，ニューロパチー（ジフテリア後麻痺，ボツリヌス中毒など）
脳神経腫瘍
外傷性脳神経損傷
神経筋接合部疾患，筋疾患
重症筋無力症
筋ジストロフィー（眼咽頭筋ジストロフィー，筋緊張性ジストロフィー）
多発性筋炎
代謝性筋疾患（甲状腺ミオパチー，糖尿病性ミオパチー，アルコールミオパチー）
アミロイドーシス
心因性障害
転換型ヒステリー

（才藤栄一，植田耕一郎監修．摂食嚥下リハビリテーション　第3版．18頁より）[6)]

オーラルフレイルという概念

8020運動の成果が上がり，80歳で20歯を超える人が50％を超えました．この運動は本来の目的として，歯を維持することで健康の維持を目指していたものでした．一方で，歯だけを維持するのみでは健康な口腔機能が保てないことは事実です．こういった状況を踏まえ，高齢者の快適な食を支えるためには，歯の本数のみでなく，それに加えて"口の働き（口腔機能）の衰え"を軽視せず，その重要性に注目することで「オーラルフレイル」という概念が提案されました．

具体的には，日常生活における「口のささいなトラブル」や，そういった状況を放置（もしくは軽視）してしまうことにより，次なる段階として食欲低下や食品多様性の低下に至ります．そうなると，さらなる「口の機能低下」が生じ，低栄養，サルコペニア（筋肉減少症）のリスクが高まり，最終的に「食べる機能の障害」を引き起こします．この一連の現象および過程をオーラルフレイルといます（図4）．

オーラルフレイルを改善する

一般に運動障害は，運動範囲，運動の力，速さ，巧緻性という要素に分けることができます．十分な運動を行うにはこれらの要素がいずれも必要となります．捕食時に舌は前歯を越えて食べものを迎えるために突出させます．さらに食べものを咀嚼面に移動したり咽頭に送り込んだりするために舌は一定の範囲において運動し，さらには，十分な力で運動します．一方で，咀嚼の際には，口腔内で食べものを巧みに動かす必要があり，その巧緻性も要求されます．このように，運動障害による咀嚼障害を示す者に対して訓練を行う際には，上記の運動の要素に基づき評価し，どの要素をターゲットにしているのか考慮しながら進める必要があります．なかでも舌の筋力と持久力を向上させるためには，筋に負荷を与えるレジスタンス訓練が重要となります．

「口腔体操」や「パタカラ体操」といったパッケージ化された訓練も有名ですが，これでは個別性をもたない介護予防教室レベルといえるでしょう．歯科医療として実施するには，科学的な評価に基づくより具体

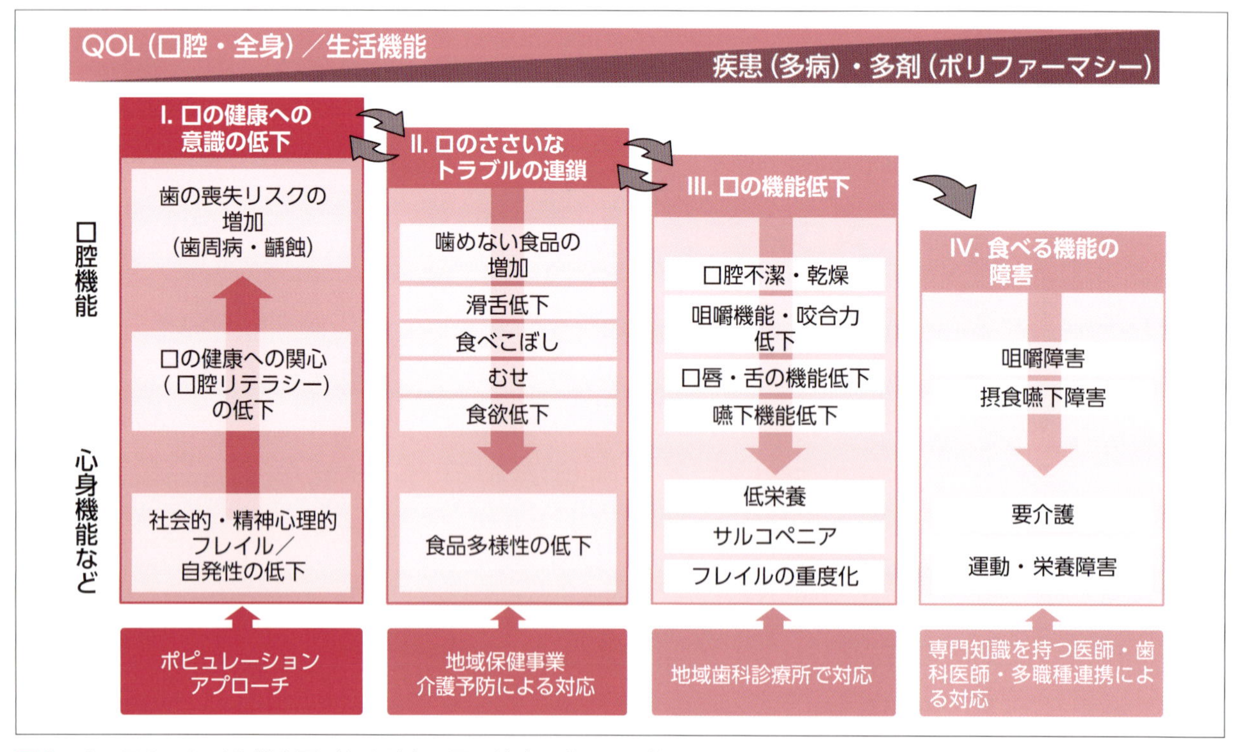

図4 オーラルフレイル概念図（飯島勝矢，平野浩彦，菊谷武，佐藤哲郎，ほか，神奈川県オーラルフレイル研究チーム作図．神奈川県歯科医師会．「オーラルフレイル・ハンドブック」[7] より引用）

的な訓練提示が求められます．

一方で，運動障害が著しい場合や運動障害の原因が神経筋疾患などによるので回復が困難であったり，認知症などで訓練の指示が困難なときには，口腔機能の改善が見込めない場合もあります．これらのケースでは，場合によっては在宅診療の場面で遭遇するでしょう．その際には，本人の口腔機能に合致した食物のテクスチャーをもった食べものの提示が重要となります．これが，「代償的アプローチ」ともいうべき取り組みです．また，食べものを実際に摂取可能な環境づくりも重要です．これは，環境改善的アプローチともいわれます．これらの代償的対応や社会環境的対応は，摂食状況の改善につながり，高齢者の生活機能の向上につながります（図5）．

「これまでの歯科医療」と「これからしなければならない歯科医療」

これまでの歯科医療では，患者さんが咀嚼困難感を訴えて来院した際には義歯の適合や咬合不全をその原因として，義歯や咬合の安定性を改善することを求めてきました．一方で，これまで述べてきたように，口腔の運動機能や認知機能の低下によっても咀嚼機能を代表とする口腔機能は低下します．そして，これまで口腔機能への評価や対応は十分であったとはいえません．

歯科医院に来る外来患者でもみられるこうした口腔機能の低下は，フレイルの症状の一つとして扱えるものですし，さらには，今後フレイルを悪化させ，要介護状態の原因となることも考えられます．つまり，フレイルという状態は，地域の歯科医院に通院期間中に起こっているものといえます．この段階にみられる口腔機能の低下は，より重症な要介護状態にみられる口腔機能に比較して，回復可能な余地を大いに残す領域と考えられています．つまり，歯科医院において早期からの，そして合理的な介入が求められるのです．

そのトリアージにあたっては，たとえば医院内での患者さんの歩行の様子を観察することが身体機能を評価する絶好の機会となります．歩行速度や歩行の際のスムーズさなど，四肢体幹の運動機能やバランスなどの変化を読み取ることができます．さらに，医療面接の場面では，患者さんの表情や言葉の流暢さが表情筋や構音器官の運動の評価につながります．また，面接内容によって認知機能や意欲の変化などを知ることにもなります．

最近の来院で提示した指導内容をしっかり覚えて実践できているか，口腔衛生や健康意識への興味が失われていないかなども重要な情報です．高齢者の自発性の低下や運動機能の低下は口腔衛生状態を悪化させ，歯科疾患の急激な発症や悪化を招きます．

本書では，口腔機能の低下に対する評価とそれに対する対策法について，紹介をしていきます．

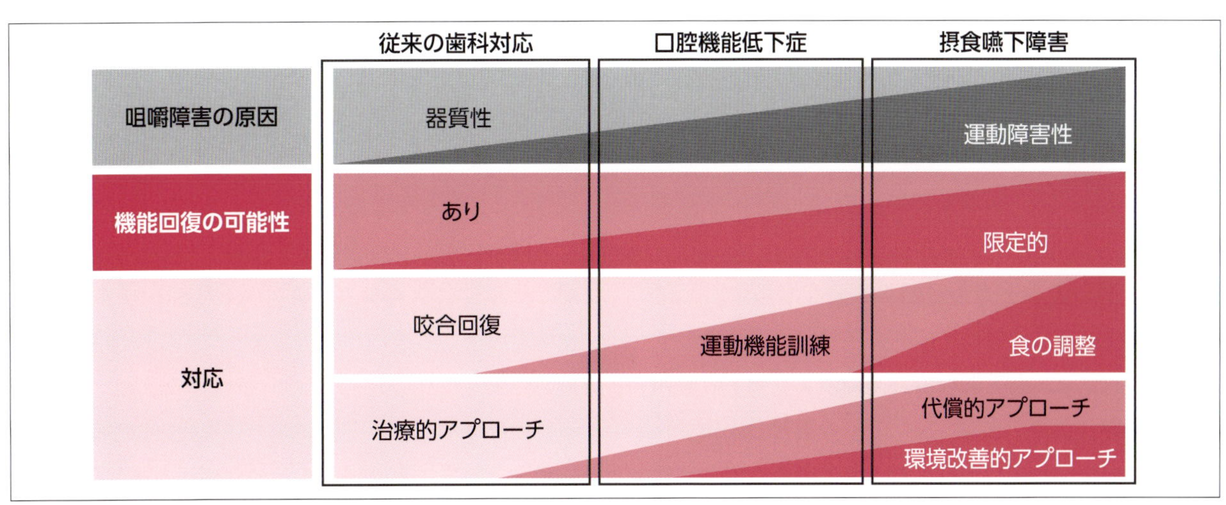

図5　高齢期における咀嚼（口腔機能）障害に対する考え方
咀嚼障害の原因が器質的な問題から運動障害による問題に移行してきたとき，その回復の可能性は限定的となる．患者の障害の状況に応じて，運動機能訓練といった治療的アプローチから，食の調整や社会環境の整備など代償的アプローチや環境改善的アプローチで対応する．

3

オーラルフレイルを理解するための摂食嚥下のメカニズムとその低下

正常な摂食嚥下のメカニズム

まず，摂食嚥下における一連の正常なプロセスについて解説します（図 1）[1]．摂食嚥下障害や口腔機能低下症，オーラルフレイルは，以下に述べるいずれかのプロセスが障害されることに起因します．摂食嚥下のプロセスにおいてどの部位にどのような問題が発生しているのか，正確に掴むことが診療の第一歩です．

1）先行期（食べものの認知）

私たちが食べものを口にしようとするとき，捕食する前に過去の経験などからそれはどのようなものか（噛む必要がある食品なのか，舌で押しつぶして食べるものなのか，嚥下だけで対応するものなのか，など）について，食べものをみる・触る・においを嗅ぐなどして判断します．同時に，一度に口に運ぶ量なども決定します（図 1a）．

2）準備期（食べものの取り込みと咀嚼）

食べものを口腔内に取り込む前に，まず口唇や前歯によって適当な大きさに切り取り，舌が食べものを迎えるかのように切歯の付近まで突出します．この際にも，口唇や舌は食べものの物性や温度などを関知し，その後の処理方法に関わる情報を得ます．

ある程度の硬さをもち咀嚼が必要なものに対しては，舌で受け取った後にすばやく咀嚼する側の歯の上に舌で移動させ，舌と顎の協調運動により上下の歯列で粉砕処理します．また，頬は上下の歯列で粉砕された食べものを口腔内で保持するように働きます．プリンのような軟らかい食べものの場合，舌と口蓋で押しつぶすように処理されます．このとき口唇は閉じていますが，鼻腔は咽頭と交通して呼吸をすることは可能です（図 1b）．

3）口腔期（食塊形成と嚥下の開始）

咀嚼が進んで口腔内で粉砕された食べものは，そのまま飲み込もうとすると誤嚥してしまうことがあります．また，嚥下の際に息を止めていられるのは 0.5 秒ときわめて短い時間です．しかし，食べものが口腔内で粉砕されてばらばらに広がった状態で嚥下しようとすると，速く咽頭へ向かうもの，遅れて向かうものなど差が生じてしまい，0.5 秒に間に合いません．そこで，バラバラに粉砕された食べものを舌で一塊にまとめあげることが必要になります（食塊形成）．この際に，食塊は唾液と十分に混ぜられることにより嚥下しやすくなります（図 1c）．

食べものが一塊にまとめられると，軟口蓋が持ち上げられることで鼻咽腔が閉鎖され，食塊が鼻腔に侵入するのを防ぎます．この際に舌の前方が強く口蓋に押しつけられ，波打つように動かしながら咽頭に食塊を押し込みます．

4）咽頭期
（咽頭［のど］への送り込み，食道への送り込み）

舌の後方は，口蓋や軟口蓋に向かって動き，食塊を押し込み，一気に咽頭の下方に流れ込みます（図 1d）．この際に気管の入り口である喉頭蓋が倒れ込んで，同時に声帯などを保護するいくつかの構造物が閉鎖し，気管に食塊が入らないよう防御します（この，食塊を嚥下する間に呼吸が止まっている時間が 0.5 秒です）．

舌根部は咽頭の後壁に向かって食塊を押し込み，咽頭後壁は前方に張り出すことで食道への送り込みを助けます．

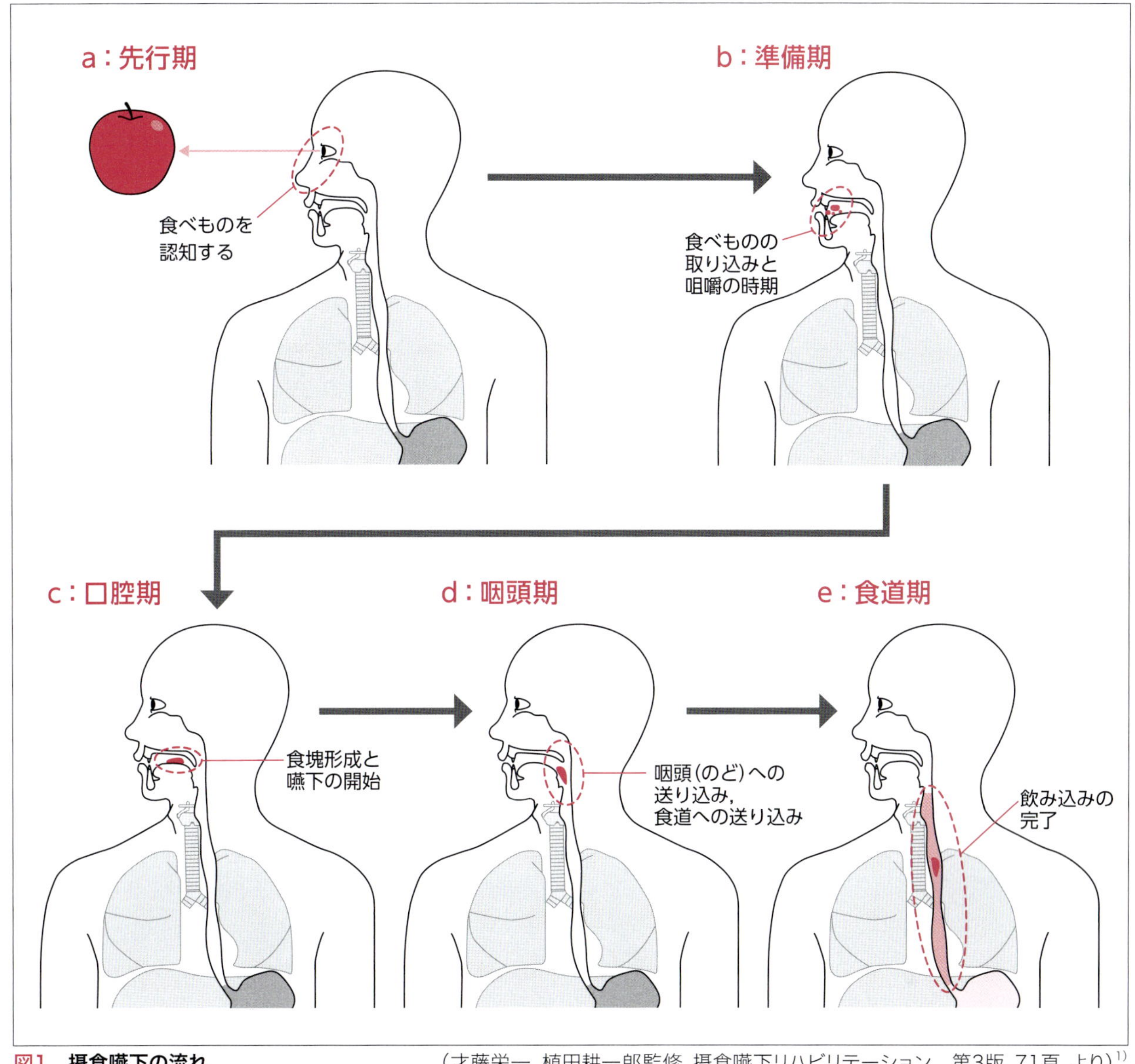

図1　**摂食嚥下の流れ**　（才藤栄一，植田耕一郎監修．摂食嚥下リハビリテーション　第3版．71頁．より）[1)]

5）食道期（飲み込みの完了）

食塊は食道内に送り込まれ，蠕動運動により胃に向かいます．食塊が食道に送り込まれると同時に喉頭蓋は跳ね上がって気道が開放され，呼吸が再開されます（図1e）．

高齢期にみられる口腔機能の低下

続いて，高齢期にみられる口腔機能の低下の原因について示します．成人期以降に起きる口腔機能の問題としては，一度獲得した機能が生理的に低下したり，病気が原因で失われたりすることがあげられます．

1）筋力の低下，軟組織の萎縮

加齢とともに全身の筋肉は低下します．これは，加齢に伴って生理的に起こる筋肉量の低下に加えて，さまざまな疾病によるADLの低下，低栄養などによる筋肉量の減少からも影響を受けます．この変化は，口腔や咽頭の筋肉にとっても例外ではありません．口腔や咽頭の筋肉が低下した結果，咀嚼機能や嚥下機能も低下します．とりわけ舌は筋肉の塊ですので，舌の筋力低下は咀嚼機能・嚥下機能に加えて会話（話す機能）にも影響を与えます．

さらに，口腔内の粘膜も加齢に伴い萎縮し，弾性が低下することが知られています．粘膜の弾性の低下，結合組織内の脂肪組織の増加，そして筋肉量の低下が組み合わさり，舌や口腔周囲の動かしづらさや力強さが減少します．

2）神経

口腔や咽頭の感覚（口腔咽頭感覚）や神経活動についても，加齢による変化が起こります．感覚神経によって食べものの形状や硬さ，温度や味が把握でき，適切に咀嚼や食塊形成，送り込みが可能となります．この口腔咽頭感覚は加齢やさまざまな疾病などにより低下しますが，この感覚の低下によって食事のテクスチャーや温度，味が感じにくくなり，飲み込みのタイミングのずれが引き起こされるようになります．

3）唾液の減少

唾液は咀嚼時に食べものを湿潤させ，まとまりやすく変化させるのに必須です．また，味を含んだ物質を味蕾に届ける役割もあります．唾液の分泌量は加齢そのものでは大きく変化しないといわれています．しかし，高齢者が服用している薬剤の多くは唾液の分泌を妨げる作用を有しています．特に，多剤服用の高齢者では唾液の分泌が薬剤の影響を受けている場合が多くなります．

4）喪失歯の増加

現在，80歳で20本の歯を有する人の割合は地域によっては50％を超えると報告されていますが，残りの50％は歯を喪失し，義歯などの補綴装置を使用することで口腔機能を保っているといえます．しかし，義歯による咀嚼機能の回復には限界があり，咀嚼機能の面では天然歯の有意性は揺るぎません．つまり，喪失歯の増加は咀嚼機能の低下につながります．

摂食嚥下機能が低下することによる問題

高齢者は加齢による機能の低下に加えて，疾患によって摂食嚥下障害が発生する危険性が非常に高まります（19頁，表2参照）．

高齢者に多い摂食嚥下障害の症状としては，咀嚼ができない，食べこぼす，嚥下反射が遅くなる，食道の入り口の開きが悪くなる，飲み込むのに時間がかかる，唾液の減少，ムセたときに咳をしきれない，などがあります．

また，複数の疾患に対して何種類もの薬剤を服用している場合もあります．摂食嚥下機能に影響を及ぼす副作用がある薬剤もあるため，注意が必要です．

1）誤嚥

唾液や水分，食物が声帯を越えて気管内に侵入することを「誤嚥」とよびます（前述の「咽頭期」参照）．声帯を越えなくとも，喉頭内にこれらが入り込んだ場合は，喉頭侵入と呼びます．食べものや唾液による誤嚥や喉頭侵入が生じると，それらを喀出するために咳嗽反射が生じ，ムセがみられます．したがって，ムセがみられた場合には誤嚥や喉頭侵入を生じていると考えて間違いありません．一方で，誤嚥してもムセることなく，無自覚に細菌が唾液とともに気管や肺に流れる場合は不顕性誤嚥とよびます．

2）窒息

窒息とは呼吸が阻害されることによって血中酸素濃度が低下する一方で二酸化炭素濃度が上昇して，脳などの内臓組織に機能障害を起こした状態をいいます．成人以降の窒息は食べものをのどに詰まらせることによるものが交通事故や転倒・転落よりも多く，不慮の事故による死因の第一位です[2]．

窒息は，命の危険に直結するために注意が必要です．窒息事故はさまざまな食べものによって生じます．死亡に至った窒息事故の原因として，1位：餅，2位：ご飯，3位：飴，4位：パンと続き[3]，私たち日本人が普段から口にしている食べものが並びます．また，窒息事故による死亡者の年齢の大半は65歳以上の高齢者が占めます．したがって，特に嚥下機能が低下した高齢者においては窒息への配慮が必要です．

3）脱水，低栄養

私たちが1日に食べたり飲んだりしている食事やお茶の量を想像してみてください．3度の食事に加え，おやつや夜食，紅茶やコーヒーなど，口にしたもの1日分をテーブルに並べればかなりの量になると思います．一方，摂食嚥下障害があり十分な食事を摂ることが難しくなれば，当然「低栄養（栄養障害）」に陥ります．

「嚥下障害の人はスプーン 1 杯の水で溺れる」という言葉があります．通常，水というと誰しも飲みやすいものと思いがちです．しかし，摂食嚥下障害の人にとっては水は動きが速く口腔内でバラバラに広がることから，最も誤嚥をしやすく，飲みにくいものなのです．

しかし，水は私たちが生きていくために毎日摂取しなければならない重要なものです．摂食嚥下障害になり，みそ汁などの水分をとるときにムセるようになると，知らず知らずのうちに摂取量が減少し，「脱水」につながります．

4）食べる楽しみの消失

「生きるために食べよ，食べるために生きるな」

ギリシアの哲学者・ソクラテスの名言としていまも残るこの言葉は，日々，忙しく働く私たちにも教訓を与えてくれます．しかし，「食べることは生きることである」ことも事実で，とりわけ摂食嚥下障害の患者さんにとっては，食べることが制限されるなかで「食事を楽しめない人生なんて！」と思うのも無理はありません．

食べるものに制限があっても，食べる楽しみを味わってもらえるような支援を継続することが必要です．

column

オーラルフレイル，口腔機能の低下に関わるエビデンス

介護認定のない高齢者約 2,000 人の口腔機能・口腔内状態を評価し，その経過を追って追跡をしたところ，次の 6 項目が介護リスクを高める危険な口腔の衰えの兆候だと判明しました[4)]．

1. 現在歯数が 20 歯未満
2. 舌の運動の巧緻性性低下（オーラルディアドコキネシスで測定）
3. 咀嚼能力の低下
4. 舌圧の低下（舌圧測定器で測定）
5. 「半年前と比べて硬いものが噛みにくくなったと思う」に該当
6. 「お茶や汁物でむせることがあると思う」に該当

この研究では，上記の 6 項目のうち 3 つ以上当てはまった 16%の人を「オーラルフレイル」と定義し，追跡しました．

すると，オーラルフレイルとされた人は，年齢や病気など多くの要因の影響を考慮しても，フレイルやサルコペニアになったり，新たに介護認定を受けたり，さらには亡くなる率が約 2 倍多いという結果になりました．

オーラルフレイルの人が抱えるリスク

身体的フレイル	2.4倍
サルコペニア	2.1倍
要介護認定	2.4倍
総死亡	2.1倍

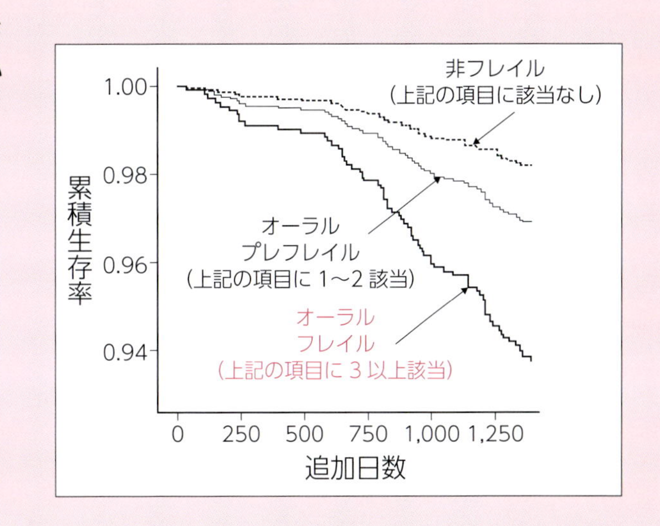

Tanaka T, Iijima K, et al. Oral Frailty as a Risk Factor for Physical Frailty and Mortality in Community-Dwelling Elderly. J Gerontol A Biol Sci Med Sci. 2017 Nov 17. doi: 10.1093.[4)] より．

1節文献

1) 葛谷雅文. 老年医学における Sarcopenia&Frailtyの重要性. 日老医誌. 2009;46:279-285.
2) Fried LP, Tangen CM, Walson J, et al. Frailty in older adult：evidence for a phenotype. J Gerontol A Biol Sci Med Sci. 2001;56(3):M146-156.
3) 秋山弘子. 長寿時代の科学と社会構想. 科学. 2010;80:59-64.
4) Xue QL, Bandeen-Roche K, Varadhan R, et al. Initial manifestations of frailty criteria and the development of frailty phenotype in the Women's Health and Aging Study II. J Gerontol A Biol Sci Med Sci. 2008;63(9):984-990.
5) 菊谷　武. 高齢患者の有する摂食上の問題点と対応(2)咀嚼能力・意識の低下とその対応. 栄養―評価と治療. 2014；21：451-456.

2節文献

1) Yoshida M, Suzuki R, Kikutani T. Nutrition and oral status in elderly people. Jpn Dent Sci Rev. 2014;50:9-14.
2) Kikutani T, Yoshida M, Enoki H, et al. Relationship between nutrition status and dental occlusion in community-dwelling frail elderly people. Geriatr Gerontol Int. 2013;13:50-54.
3) 菊谷　武. サルコペニアと口腔機能との関係に関する研究, 平成24年度厚生労働科学研究費補助金(長寿科学総合研究事業)虚弱・サルコペニアモデルを踏まえた高齢者食生活支援の枠組みと包括的介護予防プログラムの考案および検証を目的とした調査研究(主任研究者：飯島勝矢)報告書. 2012.
4) 菊谷　武. 歯科診療室におけるオーラルフレイルへの対応. 老年歯科医学. 2016;31(4):412-416.
5) 菊谷　武. 運動障害性咀嚼障害を伴う高齢者の食形態の決定. 日補綴会誌. 2016;8：126-131.
6) 才藤栄一, 植田耕一郎監修. 摂食嚥下リハビリテーション　第3版. 医歯薬出版, 2016. 18頁.
7) 一般社団法人神奈川県歯科医師会. オーラルフレイル・ハンドブック. 2018.

3節文献

1) 才藤栄一, 植田耕一郎監修. 摂食嚥下リハビリテーション　第3版. 医歯薬出版, 2016. 71頁.
2) 厚生労働省. 平成27年(2015)人口動態統計(確定数)
http://www.mhlw.go.jp/toukei/saikin/hw/jinkou/kakutei15/
3) 消費者庁. 窒息事故の詳細分析について(食品①). 2010.
http://www.cao.go.jp/consumer/doc/100709_shiryou4-2.pdf
4) Tanaka T, Iijima K, et al. Oral Frailty as a Risk Factor for Physical Frailty and Mortality in Community-Dwelling Elderly. J Gerontol A Biol Sci Med Sci. 2017 Nov 17. doi：10.1093.
5) 菊谷　武, 田村文誉, 水上美樹編著. デンタルハイジーン別冊　わかる・気づく・対応できる!　診療室からはじめる口腔機能へのアプローチ. 医歯薬出版, 2016.
6) 平野浩彦, 飯島勝矢, 菊谷　武, 渡邊　裕, 戸原　玄編. 実践!オーラルフレイル対応マニュアル. 東京都福祉保健財団, 2016.

2章

オーラルフレイルを「評価する」

“気づく”ための必須事項

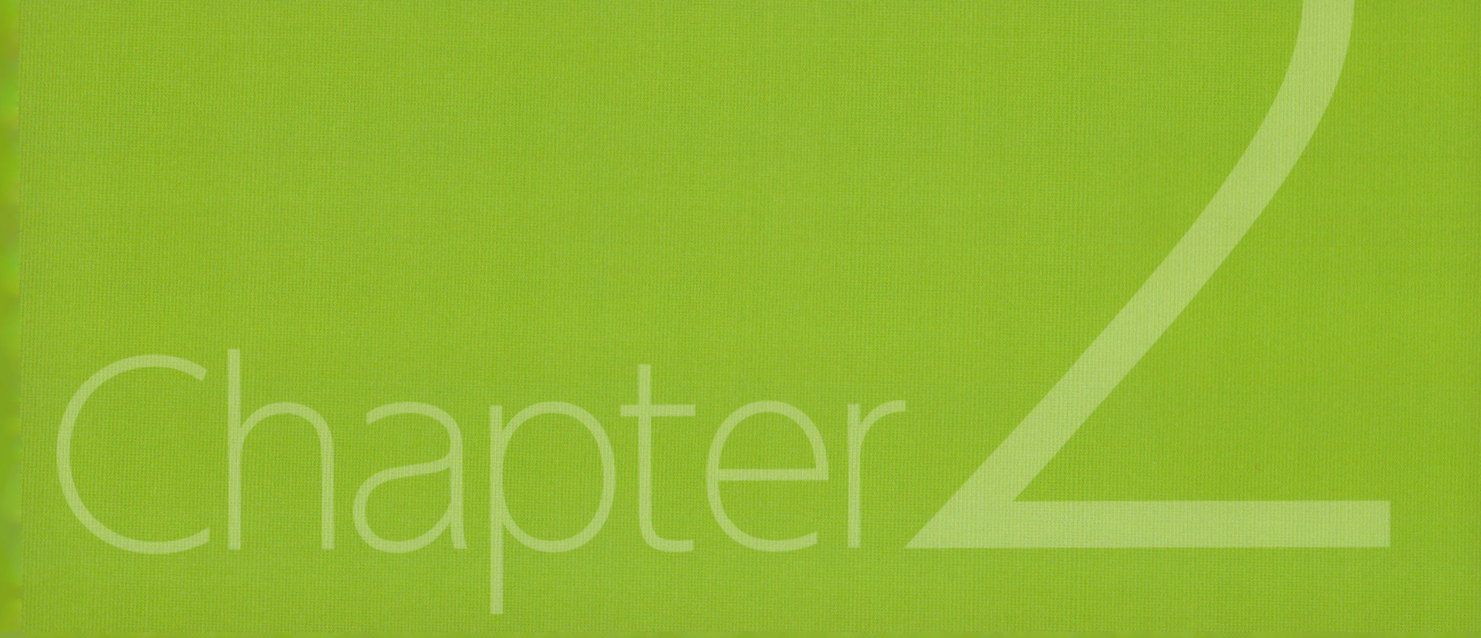

動画で確認 2章の動画

2章の動画

2章には以下の項目について動画があります.

2節 高齢者が診察室に来たら,ここをチェックしよう

▶**39頁** 1. 小刻み歩行
▶**39頁** 2. 小脳失調性歩行
▶**41頁** 3. スムーズさに欠ける発声
▶**41頁** 4. 嗄声(湿性嗄声)
▶**42頁** 5. 開鼻声
▶**43頁** 6. 鼻指鼻試験

7節 認知面のフレイル

▶**82頁** 7. 義歯装着行動観察

section 1

1

主訴を読み取る
――こんな訴え! 口腔機能低下症かもしれません

1 主訴を読み取る ——こんな訴え！口腔機能低下症かもしれません

歯科における患者さんが訴える内容といえば「痛い」「血が出る」「義歯が外れる」など，齲蝕や歯周病といった歯の疾患に基づくと思われるものが多いでしょう．しかし，こうした訴えのなかには，もう少し患者さんの話を聞いていると口腔機能低下症を疑う訴えが含まれているはずです．

1 食べこぼし

食べこぼしは，口腔機能の低下を表す重要なサインです．さまざまな場面・原因によって食べこぼしは生じます．

関連項目
- 2章2節:コラム「鼻指鼻試験」
- 2章5節④

1. 捕食時の食べこぼし

食べものは口唇や前歯を使って捕えられます．口腔内に食べものが入ってくると，まず歯が口腔内に取り込む量を調整するように咬断（かじり取り）をします．そして，口唇が食べものを保持し，口腔外に落下しないように口腔内に取り込む役割を担います．このとき，口唇を閉じるタイミングや強さが適切ではなく，うまく調整できないと食べこぼしが生じます．

また，箸やスプーンなどの食具を用いて口腔内に食べものを取り込む際には，手と口との協調運動が重要になります．上肢や手首の十分が運動範囲をもって運動できることも条件となります．食べこぼしの原因を探るには捕食時にこれらが関係していないか（上肢や手首などが不自由な状況に置かれていないか），食事場面の観察を要する場合もあります．

関連項目
- 2章2節②
- 2章5節④
- 2章6節③

2. 咀嚼時・嚥下時の食べこぼし

咀嚼時には口唇を閉じることにより，食べものを口腔内に保持します．また嚥下時においても同様で，しっかりと口唇を閉鎖した状態で嚥下します．ところが，口唇閉鎖が十分ではないと咀嚼時や嚥下時に食べこぼすことがあります．顔面神経麻痺などが急に発症した際などには，咀嚼時の食べこぼしによって患者さんが麻痺を自覚することがあります．また，認知症などを示す疾患による脳機能の障害などでは，咀嚼時に舌を突出させながら咀嚼・嚥下する動きもみられ，これによる咀嚼・嚥下時の食べこぼしもあります．

関連項目
● 2章7節

3. 認知機能低下・注意力不足による食べこぼし

これまで述べてきたように，食事の際にはまず適切な量を捕食し，咀嚼・嚥下の際も合理的に口を動かすことが求められます．しかし，認知症の初期の段階における認知機能の低下や注意力不足によって，適切な量の選定ができない，咀嚼中にしゃべり出す，こぼれていても気がつかない，気にしないなどによる食べこぼしが多くみられます．

2 噛みづらい(咀嚼困難感)

関連項目
● 2章4節

咀嚼機能は，広く強固な咬合支持と咀嚼器官の力強い巧みな動き，さらにこれらの動きが合理的であることにより支えられています（図1）．これまで歯科は「咬合支持」の問題に対して注目をしてきましたが，「咀嚼器官の運動」にはほとんど注意を払うことはありませんでした．咀嚼困難感の原因を検討する際に，運動機能の評価を加える必要があります（この点については **2章4節** で詳述します）．

また，口腔乾燥状態であると咀嚼困難感を訴えます．口腔乾燥状態は，多くは唾液の分泌量の低下から生じますが，口呼吸による影響もあります．唾液分泌量は加齢とともに低下し

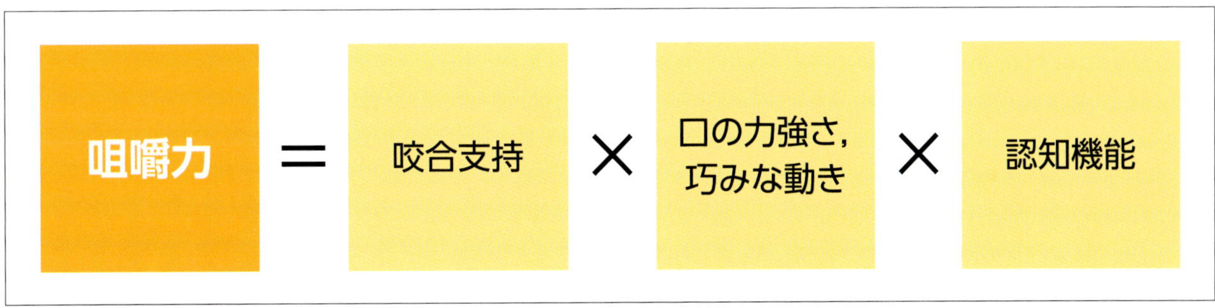

図1　咬合と咀嚼の関係

表1　唾液分泌に影響を及ぼす薬剤

用途	薬剤名
降圧剤	ラウオルフィア製剤(アポプロンなど)
	冠血管治療薬(アダラートなど)
向精神薬	フェノチアジン系(コントミン，ヒルナミンなど)
	三環系抗うつ薬(トフラニール，アナフラニールなど)
抗てんかん薬	アセチルフェネトライド製剤(クランポール)，カルバマゼピン(テグレトール)
抗パーキンソン病薬	トリヘキシフェニジル塩酸塩(アーテン)，レボドパ・カルビドパ水和物(ネオドパストン)，アマンタジン塩酸塩(シンメトレルなど)
抗ヒスタミン薬	ジフェンヒドラミン(レスタミンなど)
鎮咳去痰薬	エフェドリン塩酸塩((エフェドリンなど)
消化器潰瘍治療薬	アトロピン硫酸塩(アトロピン)，ブチルスコラミン臭化物(スコポラミンなど)
	抗コリン薬(ブスコパン，メサフィリン，コランチルなど)

(全国歯科衛生士教育協議会監修．最新歯科衛生士教本高齢者歯科　第2版．108頁．より)[1]

ますが，実際には，分泌量を低下させる疾患や内服薬の副作用によるものが多いことがわかっています．唾液分泌量を低下させるおそれのある薬剤を**表 1**[1] に示します．花粉症のシーズンになると抗アレルギー薬を処方されている患者さんが多くなりますが，これにより口腔乾燥が生じて咀嚼困難感を訴える患者さんがみられます．また，口腔乾燥によって粘膜に褥瘡ができやすくなり，粘膜の創傷治癒も遅延することから，義歯性潰瘍が生じる患者さんもみられます．

3 食事に時間がかかる

関連項目
- 2章5節⑦
- 2章6節①,②
- 3章4節

口腔機能が低下すると，食事時間の延長がみられます．咀嚼するのに時間がかかる，口のなかの食べものを一度に飲み込めずに数度の嚥下を繰り返す必要がある，などの理由によります．また，注意力が散漫になり食事に集中できないことが原因となることもあります．

食事時間の延長は疲労の原因になり，誤嚥や窒息のリスクも高まります．また，十分な量が食べられない場合では低栄養のリスクが高まります．咀嚼機能や嚥下機能に合わせた食形態によって必要な食事量が摂取されているか，検討する必要があります．食事時間の聴取は口腔機能の低下を疑う，とても有効な問診項目となります．

4 ムセ込む

関連項目
- 2章3節⑤
- 2章5節⑦
- 2章6節①,②

「ムセ」は口腔機能，特に嚥下障害を推しはかる最も重要な症状の 1 つで，さまざまなスクリーニングにも用いられています．一般的に，あらゆる食形態のうち，お茶やみそ汁などさらさらした液体は最も嚥下しにくくムセやすいものとなります．これは，バラバラになりやすい液体を飲み込もうとしたときに，咽頭内に流入してくる液体の“位相”に対して咽頭期の出力機構の発現“期”が遅れるため，喉頭の閉鎖が間に合わずに喉頭や気管に液体が流入してしまうためです．

また，ムセは誤嚥の重要なサインになりますが，ムセないからといって誤嚥がないとはいえないので注意が必要です．嚥下障害が中程度以上になると口腔内の唾液を適切に処理することができず，自分の唾液によってムセが頻発します．口腔ケアや口腔への診査における刺激によって分泌された唾液でムセることもあります．患者さんは唾液による普段からのムセに対し「かぜをひいている」などと解釈していることも多くあります．

5 タン（喀痰）がからむ

タン（喀痰）は嚥下障害などによって気管内へ侵入した食物残渣などを排出するための，

関連項目
● 2章2節③

気管内からの分泌物と考えます．したがって，「食事を進めていくとタンがからんでくる」といった所見があるならば，咽頭内の食物残留や食べものや唾液の喉頭流入を疑う所見と考えたほうが合理的です．実際に，「タンがらみ」と表現される患者さんの多くは，咽頭内に残留した唾液や食物残渣が呼吸とともにガラガラ音を発しています．会話時にタンや唾液がからんでガラガラ声になることを「湿性嗄声」とよびます．すなわち，タンがからむという症状は，嚥下障害を疑う所見といえます．

6 薬が飲みにくい

高齢者の多くは薬剤を服用しています．薬剤にはさまざまな剤形がありますが，どれも飲み込むのに労を要します．錠剤が大きかったり粘膜にへばりついてしまうカプセル剤，入れ歯の隙間に入り込んだり，呼吸のタイミングを間違えるとムセ込んでしまう顆粒剤や散剤がその例です（**図2**）．一方で，以前からあったドライシロップのような水に溶いて飲む薬剤に加えて，最近では口腔内崩壊剤とよばれる口の中で溶けて飲み込みやすくした薬剤や口腔粘膜から直接吸収される薬剤などがあり，薬剤を飲み込むことが困難になった高齢者に有効な剤形の工夫がなされるようになってきました．

錠剤には，裸錠，フィルムコーティング錠，糖衣錠，腸溶錠，徐放錠，口腔内崩壊錠，舌下錠，チュアブル錠，バッカル錠といった種類があります．このなかで，フィルムコーティング錠は裸錠のまわりを水溶性の高分子の膜で覆っており，苦みやにおいなどを覆っています．糖衣錠は裸錠のまわりを砂糖でコーティングすることで苦みを覆っています．腸溶剤もセルロースでコーティングされていますが，胃酸で溶けず，腸で溶けるように工夫されたものですので意味合いが少し異なります．

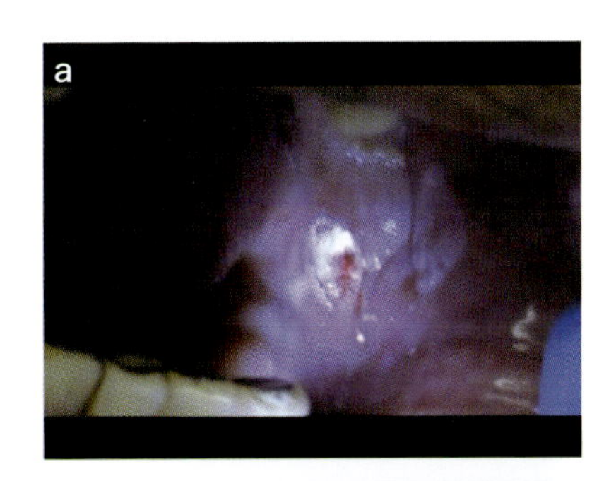

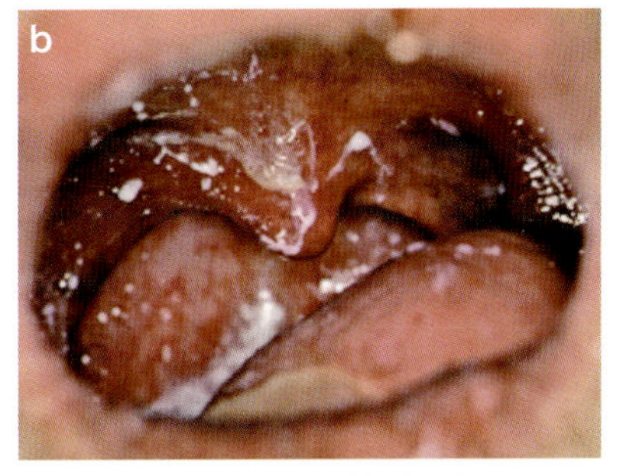

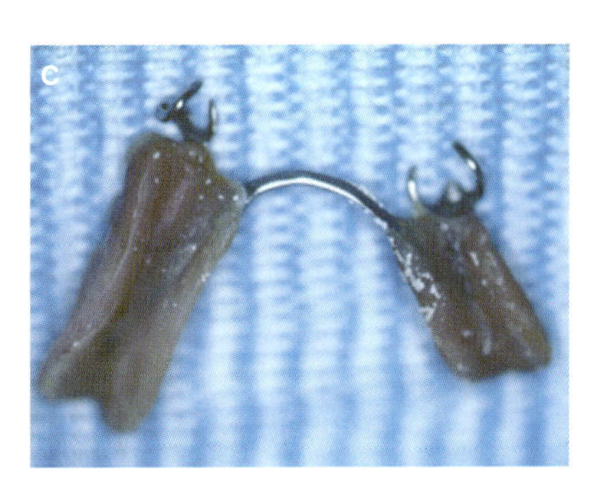

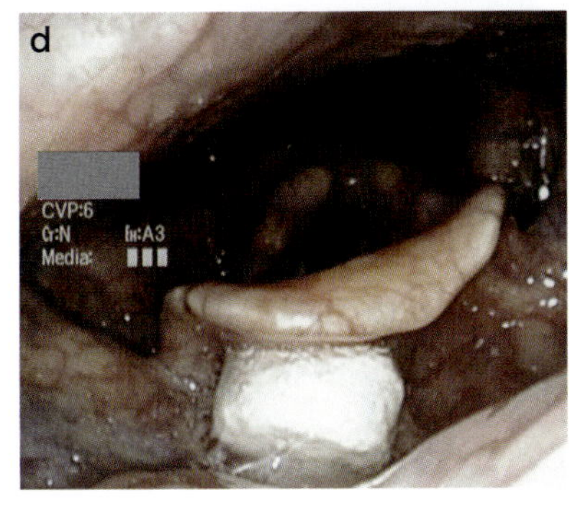

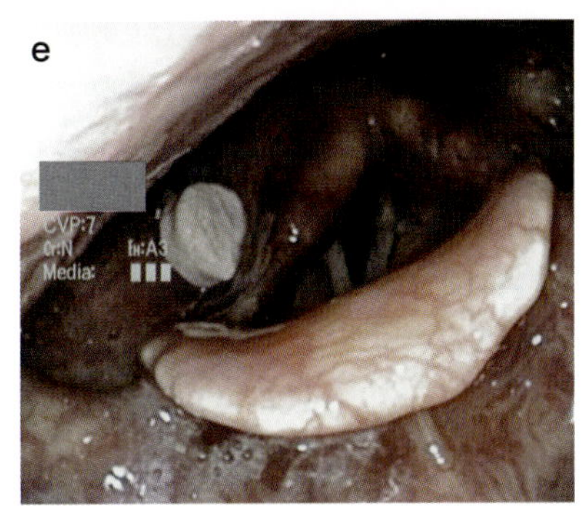

図2　口腔内に残留した薬剤
a：錠剤残留による口腔粘膜の潰瘍，b：咽頭部に付着した散剤，c：義歯に付着した顆粒剤，d,e：咽頭付近に残留した錠剤．

徐放錠は少しずつ溶けることで長時間薬の効果が持続するようにつくられています．持続時間が短くなってしまうため，噛んだり，砕いたりすることはできませんが，正しく服用すると薬剤を飲む回数を減らしたり，副作用を軽くしたりすることができます．

口腔内崩壊錠，舌下錠，チュアブル錠，バッカル錠は，口の中で溶かしたり，噛み砕いて飲んだりする薬剤であり，水を必要としません．口腔内崩壊錠はOD錠ともよばれ，唾液や少量の水によって錠剤が崩壊する薬剤です．

ここまで説明してきたように，加齢やさまざまな疾患により嚥下機能が低下した高齢者にも飲みやすいようにつくられている剤形もあります．同じ薬剤ならば，いままでの剤形から口腔内崩壊錠に変わっても，効き目は変わりありません．

チュアブル錠はかみ砕いて細かくしてから，唾液で溶かして服用する薬剤です．水がなくても服用できますが，よく噛むことが必要です．舌下錠は，舌の下に入れると口腔粘膜から急速に吸収され，初回通過効果を受けずに，早期に効果が現れる薬剤です．バッカル錠は，舌下錠と似ていますが，歯肉と頬の間に挟むと口腔粘膜からゆっくりと吸収される薬剤です．カプセル剤には，硬カプセルと軟カプセルがあります．中には散剤や顆粒剤，液剤などが入っており，薬の味やにおいがきついものでもそれを感じずに飲むことができます．硬カプセルであれば外しても大丈夫な薬剤もありますし，ソフトカプセルであれば，つぶして使用することもできる薬剤があります．

粉薬として，ドライシロップ，散剤，顆粒剤があげられます．ドライシロップは甘みをつけた散剤または顆粒剤で，服用時に水へ溶解・懸濁して服用します．顆粒剤は，同様にコーティングされているものも多く，散在よりも粒が大きいため，苦みを感じにくく，散剤よりは口のなかで散らばりません．

薬剤を飲みやすくするにはさまざまな方法があります．薬剤はもともと効き目が最もよく出るように，理由があってその剤形になっています．飲みにくいからといって，細かく砕いたり半分に割ったりすることは，基本的には行ってはいけません．

そのうえでさらに飲みやすくする工夫として，①飲みやすいものと一緒に飲む，②剤形の変更，③簡易懸濁法の利用，といった方法があります．具体的に，①では散剤や細粒であればオブラートに包んだり，クラッシュしたゼリー（服薬ゼリーでもよい）に混ぜ込む（**図3a**），スライスゼリーに錠剤を埋め込むといった方法があります（**図３ｂ**）．②として，散剤，顆粒剤が苦手であればドライシロップを含むシロップ剤へ変更したり，錠剤やカプセルが飲みにくければ小さな錠剤にしたり，口腔内崩壊錠や，貼り薬，坐薬などへ変更が可能なものもあります．③の簡易懸濁法とは，錠剤やカプセル剤を温湯（55～60℃）に入れて溶解させてから投与する方法です．これも，簡易懸濁法が可能な薬剤かどうか確認することが大切です．経管栄養の患者さんへの内服薬の投与などに利用できます．

いずれにしても，飲みにくいと感じたら，患者さんが自己判断せずに，薬剤師や医師に相談することが重要です．そして，ずっと飲んでいる薬剤でも，今現在は飲まなくてもよい薬があるかもしれませんので，数を減らせるかどうか相談することも大切です．

表2[2～5)]に歯科医院で処方する機会の多い抗菌薬や鎮痛薬のうち，嚥下困難者に使いやすい剤形をもった薬剤を示します．

a：ゼリーに混ぜる方法	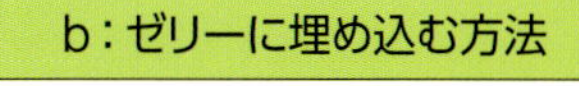 b：ゼリーに埋め込む方法
	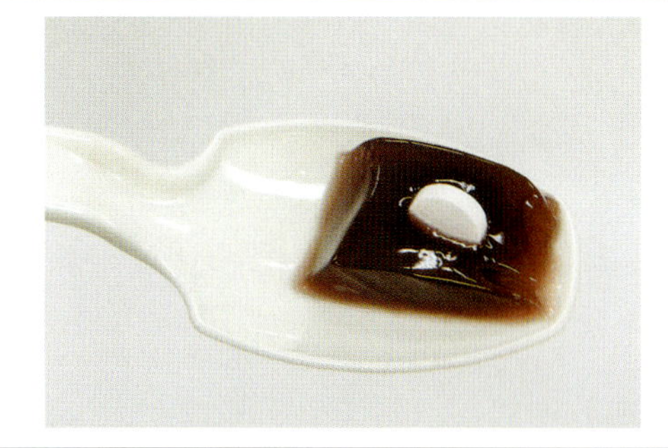
• ゼリーをクラッシュして散剤を混ぜ込む • ゼリーの性質に注意（離水しているゼリー，クラッシュするとバラバラになるゼリーなどはかえって誤嚥のリスクを高める）	• ゼリーは水に比べて誤嚥のリスクが少ない場合が多い • スライス状にしたゼリーに錠剤（カプセル剤）を縦に埋め込む • 口腔内の移送能力が低下している人の場合は，ゼリーだけ飲まれて口腔内に錠剤が残る場合がある • 錠剤が咽頭内に残留しないように，内服後は数口ゼリーを追加で飲み込む

図3　ゼリーによる薬剤の飲み方

表2　嚥下困難者に使いやすい剤形をもった薬剤[2〜5)]

薬剤名		一般名	商品名	剤型（ジェネリックを含む）
抗菌薬	セフェム系	セファクロル	ケフラール	・カプセル ・細粒（10%，20%）
		セフジトレン ピボキシル	メイアクトMS	・錠剤（フィルムコーティング） ・細粒（10%）
		セフカペン ピボキシル塩酸塩水和物	フロモックス	・錠剤（フィルムコーティング） ・細粒（10%）
	マクロライド系	アジスロマイシン水和物	ジスロマック	・錠剤（フィルムコーティング） ・カプセル ・細粒小児用 ・SR成人用ドライシロップ ※SRは下痢の頻度が高い ※細粒は溶解性が悪い，腎機能により調整
	ニューキノロン系	レボフロキサシン水和物	クラビット	・錠剤（フィルムコーティング） ・細粒（10%） ・ジェネリック→OD錠，粒状錠内用液
鎮痛薬	アセトアミノフェン	アセトアミノフェン	カロナール等 （カロナールは後発名）	・錠剤（素錠） ・細粒（20%，50%，原末） ・シロップ ・坐薬
	NSAIDs （非ステロイド性抗炎症薬）	メフェナム酸	ポンタール	・錠剤（素錠） ・散，細粒 ・カプセル ・シロップ
		ジクロフェナクナトリウム	ボルタレン ボルタレンSRなど	・錠剤（フィルムコーティング） ・カプセル（徐放）
		ロキソプロフェンナトリウム水和物	ロキソニン	・錠剤（素錠） ・細粒 ジェネリック→内用液
		セレコキシブ	セレコックス	・錠剤（素錠） ・1日2回服用 ※高齢女性は血中濃度が上がる
消化器潰瘍治療薬	防御因子増強薬	レバミピド	ムコスタ	・錠剤（フィルムコーティング） ・顆粒 ・ジェネリック→OD錠

section 2

2

高齢者が診療室に来たら，ここをチェックしよう

コラム

2 高齢者が診療室に来たら，ここをチェックしよう

高齢者の口腔機能の評価にあたり，外来診療時にみられるさまざまな徴候を読み取ることで，口腔機能の低下を予測することができます．

患者さんの口腔内のみならず，全身の状態や動作など以下のポイントを観察してみましょう．

1 入室時の歩行状態をみる

高齢者の約20%に歩行障害を有する者がいるといわれており，なかでも75歳以上の高齢者では20%の者が歩行時に何らかの介助を要し，30%以上は階段を使用することが困難になるといわれています．その原因として，脳血管疾患，神経筋疾患，骨・関節疾患があげられますが，前者の2疾患については，口腔機能にも障害を及ぼすおそれのある疾患です[1]．

加齢とともに多くの高齢者において「歩幅」「歩行速度」が減少します．筋力の低下や関節の可動域の減少がその原因となります．しかし，これらが極端に低下する場合や下記に示す歩行障害を示した場合には，疾患を原因としたものである場合が多いようです．待合室からユニットのある診療室へ患者さんを誘導する際に歩行速度，歩行状態を確認すれば，口腔機能低下に関わる身体機能低下がみてとれます．

1. 歩行速度

「○○さ～ん」と呼んでもなかなか診療室に入ってこない患者さんに少し困惑したことはありませんか？ 待合室の椅子からようやく立ち上がり，歩き出したと思ったらなんともゆっくりな歩行速度であったりします．身体機能の低下が疑われます．

歩行速度を測るにあたって，少し長めの廊下のある歯科医院ならば，床に印をつけてもよいでしょう．いつものように歩いてもらって，歩き出してから3 mを超えた時点で測定を開始し，そこから5 m歩くあいだの歩行速度を計測してみます．1秒間に1 m未満の歩行速度はフレイルと関連するといわれています（図1）[2]．

2. 痙性片麻痺歩行（ぶん回し歩行）

手足にみられる筋の強いこわばりからくる独特の歩行です．腕は体側に強く屈曲し，足は突っ張るように伸びます．健側で杖をつきながら，足を横に振り回しながら歩く独特な歩行で，錐体路の障害時にみられる歩行です．

こうした歩き方は脳血管障害や多発性硬化症などの患者さんにみられます．この場合，顔面や口腔内にも片側性の運動麻痺が同様にみられる可能性があります（図2）[3]．

動画で確認
1. 小刻み歩行

3. 小刻み歩行

パーキンソン病などでみられる歩行障害では，なかなか足を前に出せない「すくみ足」，前かがみで床をこするように歩く「すり足歩行」（図 3）[4]，いったん歩き始めると突進したように加速してしまう「突進現象」などを示します．大脳基底核の障害でみられ，パーキンソン病やパーキンソン症状を示す多くの疾患にみられます．口腔の運動機能も同時に低下します．

動画で確認
2. 小脳失調性歩行

4. 小脳失調性歩行（酩酊歩行）

スムーズさに欠け，全身の動揺が激しい歩行で，からだの姿勢の保持や運動の調整を行う小脳の障害を有する疾患でみられます．酔っ払ったような歩き方から酩酊歩行ともよばれます．脊髄小脳変性症などでみられます（図 4）[5]．

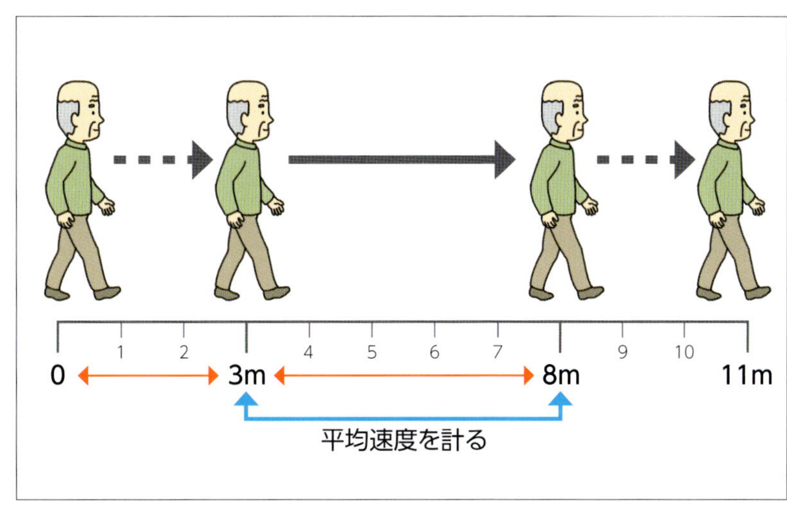

図1　歩行速度の測り方
（米国国立老化研究所ほか著．高齢者の運動ハンドブック．2001.88-91頁より）[2]
患者さんにいつもどおり歩いてもらい，3mを過ぎたところから8mまでの5m分の平均歩行速度を測る．5mが5秒以上かかるならばフレイルの徴候がある．

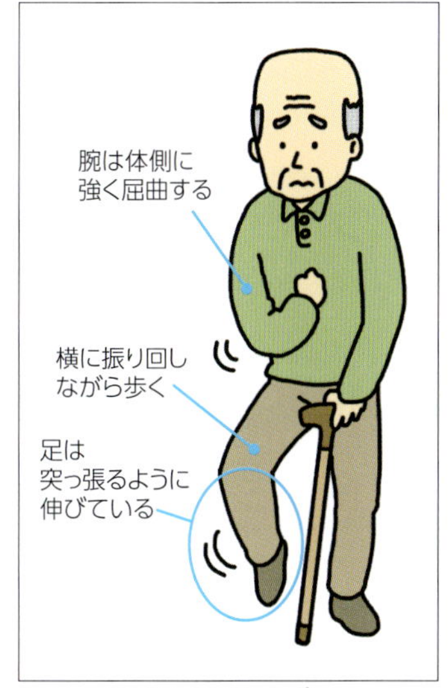

図2　痙性片麻痺歩行[3]
健側は左側．

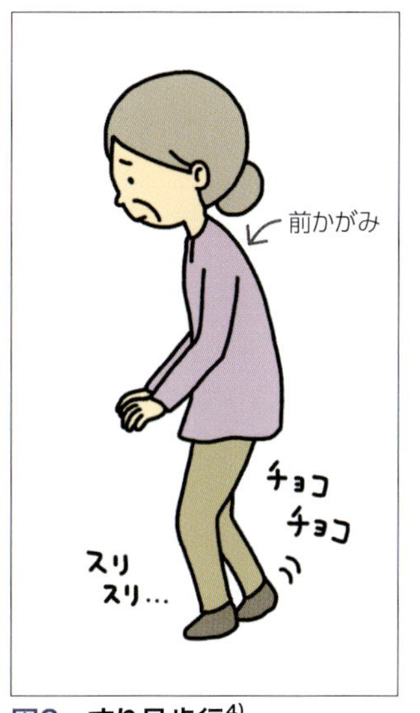

図3　すり足歩行[4]
前かがみとなり床をこするようにして歩く．

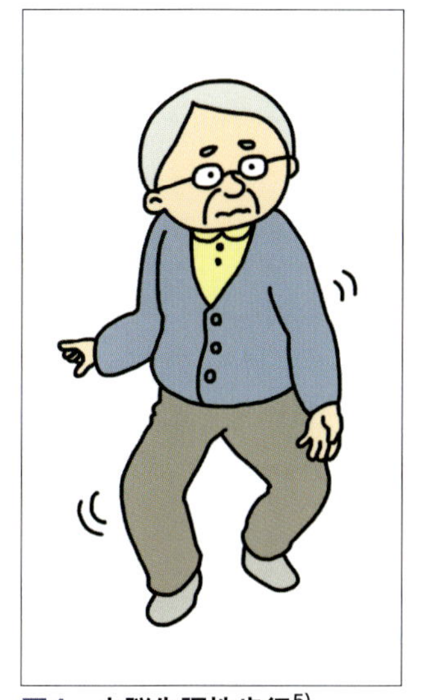

図4　小脳失調性歩行[5]
酔っぱらったようにふらふらと歩く．

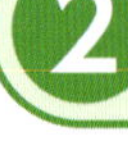

顔の表情をみる

顔の表情は表情筋によってつくられます．表情筋のうち下顔面にある頬筋，口輪筋，下唇下制筋，オトガイ筋，口角下制筋，笑筋といわれる筋は，微妙な表情をつくり，発声の際に口を微細に動かし，そして咀嚼の際に口唇を閉じたり口腔前庭にある食塊を歯列に戻したりするなどの働きをします．すなわち，表情を観察したり，声を聞くことで咀嚼機能の低下を疑うことが可能です．

1. 仮面様顔貌 (masked face)

表情筋の筋力低下などにより，顔から表情がなくなり，一点をみつめ，まばたきが少なくなるような顔つきとなり，あたかも仮面をかぶったような無表情な顔にみえることがあります．パーキンソン病やそれに関連した疾患にみられます．また，認知症を呈する病気や，抑うつ状態を呈する病気においてもみられることがあります（図5）[6]．

2. 表情筋（顔面神経）の麻痺

表情筋を支配する顔面神経の麻痺などによって顔の左右差が失われ，片側の唇が閉じることが困難になったり，口を動かすと横に強く引けてしまったりします．特に下顔面に現れることが多く，「口角下垂」，「鼻唇溝が浅くなる」などの症状がみられます．神経の障害部位によっては，顔面の上部にも麻痺が起こり，「閉眼不能」「前額部のしわの消失」などがみられます．脳梗塞などの脳血管障害や外傷などによって起こる場合があります（図6）[7]．

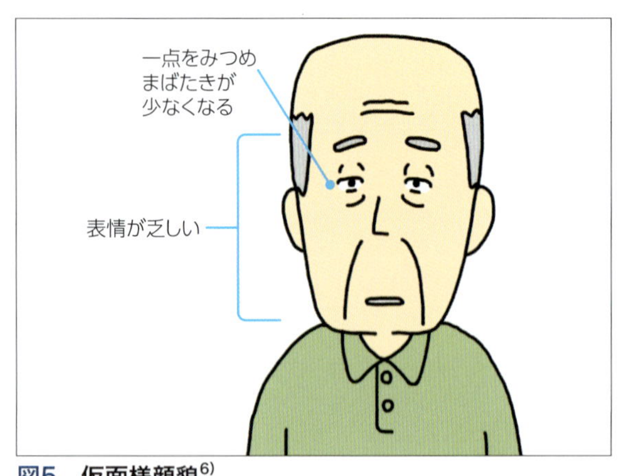

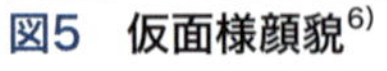
図5　仮面様顔貌[6]

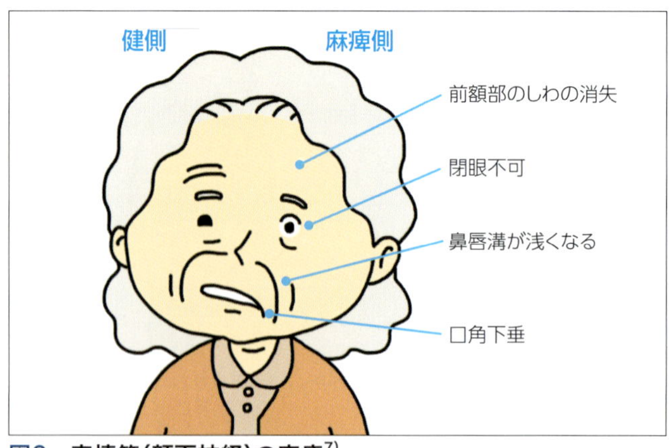

図6　表情筋（顔面神経）の麻痺[7]

③ 声 ―「患者の声を聴け!!」

構音器官である下顎・舌・頬・口唇・軟口蓋はいずれも重要な咀嚼器官でもあります．これらの器官を巧みに，力強く運動させることで「狭め」て（声の通る形に変えて），言葉を発しています．これらの器官に運動障害が生じると発語が不明瞭になるだけでなく，咀嚼にも障害がみられます．「患者の声を聴け!!」，これは患者さんの話に傾聴をするという意味に加え，声の質を聞き，口腔機能の変化を読み取ることを意識してほしいという意味が込められています．

1. 言葉が聞きとりづらい

「家族や友人に何度も聞き返される」ということを患者さんが訴えることがあります．実際に医療面接時の患者さんとの会話において，①ろれつが回らない，②声が小さい，③聞き取りづらい音がある，などが原因で会話が聞き取りづらく（不明瞭であると）感じることがあります．舌や口唇の運動障害を疑うには十分な所見です．

動画で確認
3. スムーズさに欠ける発声

2. 声がゆっくりで大きくなったり小さくなったりする（失調性構音障害）

小脳による運動の調整が困難になると（失調），しゃべり方もスムーズさに欠けて，数語ずつ，とぎれとぎれにしゃべったり（断綴性言語），声が急に大きくなったり小さくなったり（爆発性言語）となります（図7）．

動画で確認
4. 湿性嗄声

3. ガラガラ声（タンがからんだような声，湿性嗄声（させい））

いつも痰が絡んでいるような声は，のど（咽頭）に自分の唾液が溜まっているのかも知れません．声を出すたびに，のどで唾液が泡立ち，ガラガラした声に聞こえます（図8）．嚥下機能が低下すると，自分の唾液を飲み込むことが十分にできなくなり，唾液が咽頭に残ります．

よろ
しく
お
ねが
い
します…

図7　失調性構音障害

こんにちは
がらがら

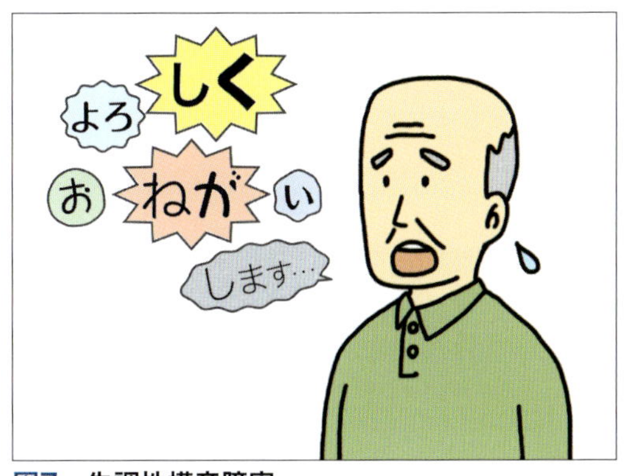

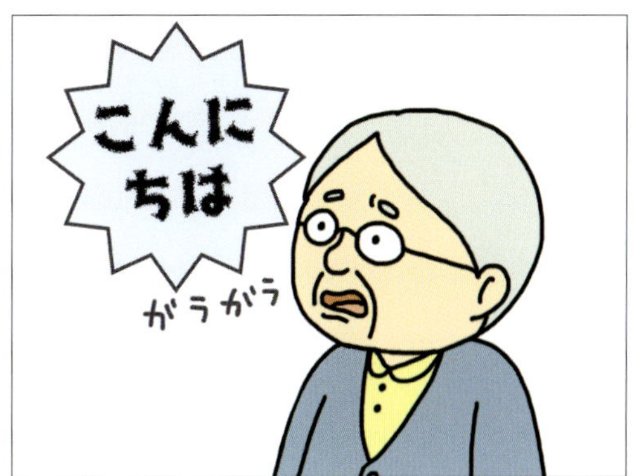

図8　湿性嗄声

動画で確認
5. 開鼻声

4. 鼻にかかったような声（開鼻声）[8)]

鼻にかかった声を出している患者さんは，声を出すときに声が鼻に抜けてしまっているのかもしれません．通常，声を出すときは軟口蓋によって鼻咽腔を閉鎖し（鼻腔と咽頭を分けて），口と咽頭のルートを開放します．これにより声は口から出るのですが，閉鎖がうまくいかないと鼻に声が抜けてしまいます（図 9）．特徴的な変化として，「ばべぼ」と発音させると「まめも」となり，「だでど」と発音させると「なねの」となります．開鼻声を疑ったときは，患者さんにこれらの音を発音させるとよいでしょう．鼻咽腔閉鎖不全は咀嚼や嚥下の際にも大きな影響が出る問題で，誤嚥の原因にもなります．うがいが上手にできないことにもつながります．

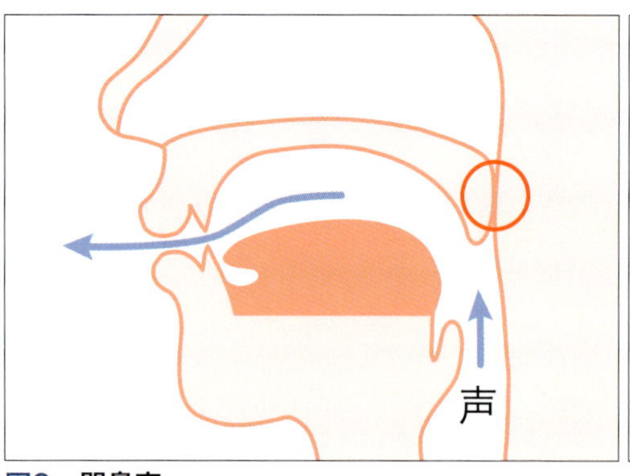

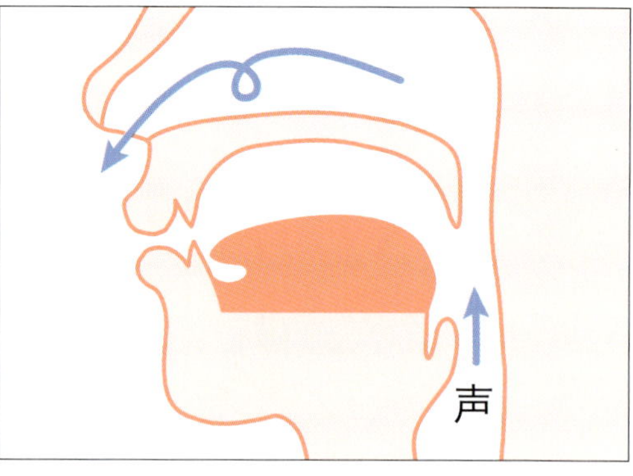

図9　開鼻声
声を出す時には鼻咽腔を閉鎖するが（左），鼻咽腔閉鎖がうまくいかないと鼻に声が抜けてしまう（右）．

4 その他のチェックポイント

1. 問診票の記入状態

問診票に主訴や現病歴，既往歴などの記載をお願いしている歯科医院は多いと思います．患者さん自身によってそこに記載してもらった文字からも，身体機能の巧緻性を読み解くことが可能です．

図 10 は，筆者のクリニックにおける問診票に記載された文字です．進行性核上性麻痺の患者さんでした．

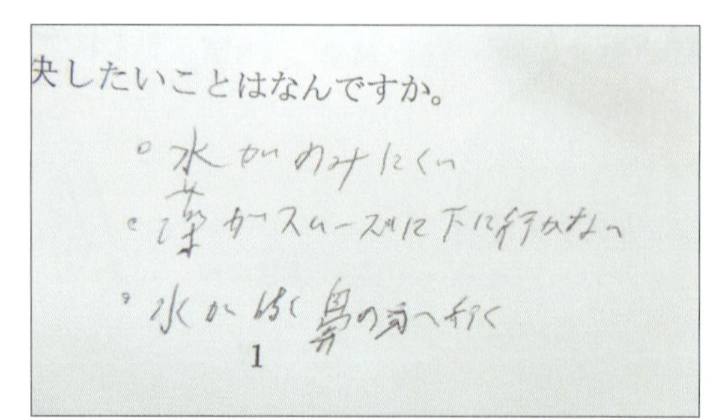

夬したいことはなんですか。

・水がのみにくい
・薬がスムーズに下に行かない
・水がよく鼻の方へ行く

1

図10　進行性核上性麻痺の患者による問診票

関連項目
● 2章7節

2. 忘れ物など

医療機関に受診する際には健康保険証などが必要です．また，電話連絡の際に，こちらから依頼していたお薬手帳などを来院時に所持してこないなど，初診時に必要な手続きができない場合があります．こうした，忘れ物が散見される患者さんでは認知機能の低下も疑われます．こうした患者さんは医療面接時によく注意をしてみると，より多くの情報が得られることがあります．

column

握力測定

筋力は全身の健康状態を現すとされ，特に握力が低いほど身体機能低下や日常生活動作の障害の発生率や死亡率が高いことが知られています[9]．フレイルの基準にもこの握力が用いられています（男性 26.0kg 未満，女性 18.0kg 未満）[10]．また，握力と咬合力や舌圧との関連も指摘されており，歯科医院で高齢者の健康状態を推しはかるうえで，握力の測定をするのもよい指標となると思います．実際，握力と栄養状態，舌圧はよく相関することが知られています[10, 11]．握力計は体重計とともに歯科医院に備えておきたいものです．握力の測定は両足をやや開き，立位で利き手での測定が基本となっています（図）．

利き手で
握力計を持ち，
自然に下ろす
ギュッ！
両足をやや開く

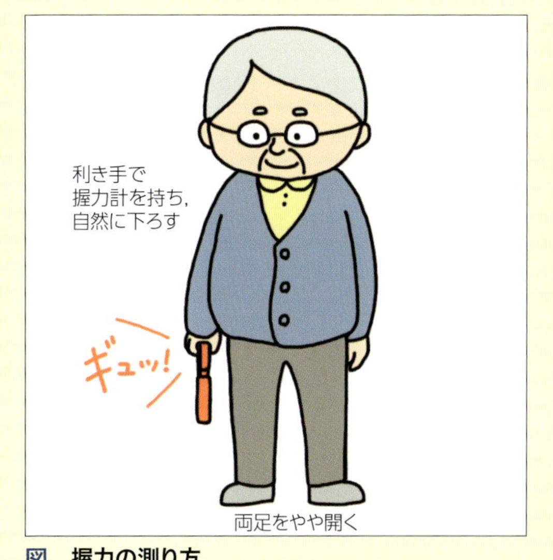

図　握力の測り方

column

鼻指鼻試験―患者さんのことがわかるようになる運動機能テスト

患者さんの人差し指で，患者さん自身の鼻と検査者の指を交互に触れさせる試験です．検査者は 1 回ごとに指の位置を変えていきます．患者さんの人差し指の動き方や振戦の出現度，正確に検査者の指や自分の鼻に到達するかなどを観察します[12]．

この際，特に注意すべき点として，

測定障害：患者さんが自身の指を検査者の指に正しくもっていくことができず，ずれてしまうもの．目標物である検査者の指を越えてしまう場合が多い

企図振戦：患者さんが指を目標に近づけようとした際に，不規則で早い震えが起きること．目標に近づけば近づくほど，震えが大きくなる

があります．測定障害，企図振戦が観察される患者さんは細かい作業がしにくいため，歯ブラシの使用や義歯の着脱の際に問題となり，口腔衛生状態を良好に保つことが難しい場合があります．

動画で確認

6. 鼻指鼻試験

column

指輪(ゆびわ)っかテスト

東京大学高齢社会総合研究機構の飯島勝矢氏らが行っている「柏スタディ」から提唱された，簡単に筋肉量を把握できる方法です．自分でふくらはぎの筋肉量を測定することで，サルコペニアのリスクを判定することができます[13)]．

●測定方法

1. 両手の親指と人差し指で“指輪っか”をつくる
2. 足を地面につけたまま，膝を90度に曲げる
3. 前かがみになって，利き足でないほうのふくらはぎを“指輪っか”で囲む

●判定

ふくらはぎが太くて“指輪っか”で囲めない，またはちょうどいい場合にはサルコペニアのリスクが低いとされ，隙間ができてしまう場合にはサルコペニアのリスクが高いとされています（図）．

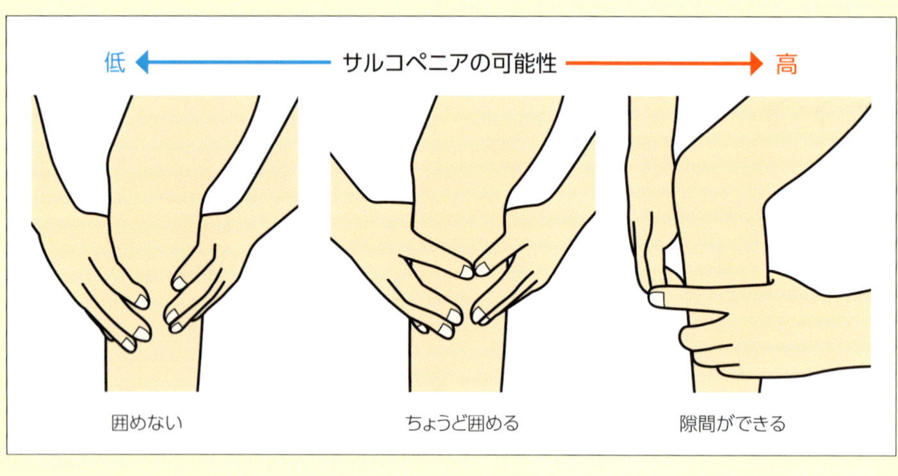

図　ふくらはぎの最も太い部分を両手の親指と人差し指でつくった“輪っか”で囲む（東京大学高齢社会総合研究機構　飯島勝矢氏のご厚意による）

section3

3

口腔内を診てわかること

3 口腔内を診てわかること

これまでに述べてきた，歩行の状態や顔の症状，医療面接時の声の変化などに気づいたら，実際に口腔の機能が低下していないか，口腔内を観察することになります．

まずは，口腔内を俯瞰してみましょう．

2章1節
2章2節
2章3節
2章4節
2章5節
2章6節
2章7節
2章8節

1 唇や頬，舌に咬傷がある

食事中に思わず頬や唇，舌を噛むようなことはよく経験されることです（図1）．こうしたことは義歯の装着など補綴処置が契機となることがあります．新しい義歯の装着直後なら義歯の扱いに慣れていないのかもしれませんし，人工歯の排列の問題や低位咬合が問題なのかもしれません．しかし，補綴治療の既往がなかったり，咬傷が頻繁に発生したり，潰瘍などをつくったりするとなれば，口腔機能の低下が予想されます．

通常，会話時や咀嚼時は頬や舌は巧みに動き，下顎の運動も合わせながら協調して動きます．しかし，これらの器官の運動の協調性が失われたり，運動麻痺が生じたりしたときに，頬や舌を噛んでしまったりします．また，頬や舌の感覚に麻痺が生じているときは，傷ができてもわかりませんので，その傷は大きくなります（図2）．局所麻酔をした子どもの患者さんの保護者に，唇や頬を噛むことへの注意を喚起しますが，同じような状態と考えればわかりやすいと思います．

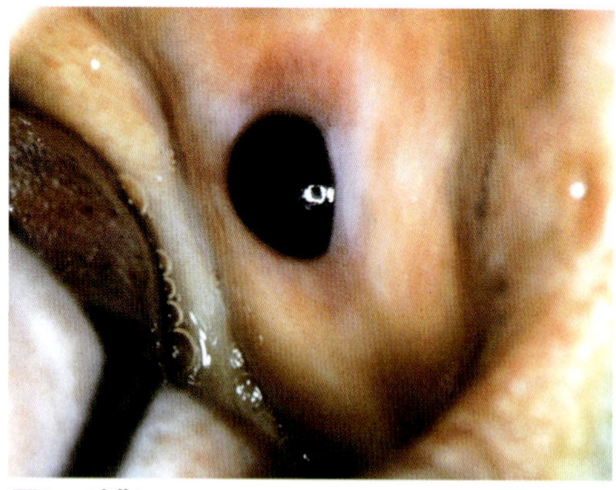

図1　咬傷
強く頬の内側を噛んでしまっており，血腫をつくってしまった症例．感覚麻痺のために患者は指摘されるまでに気がつかなかった．

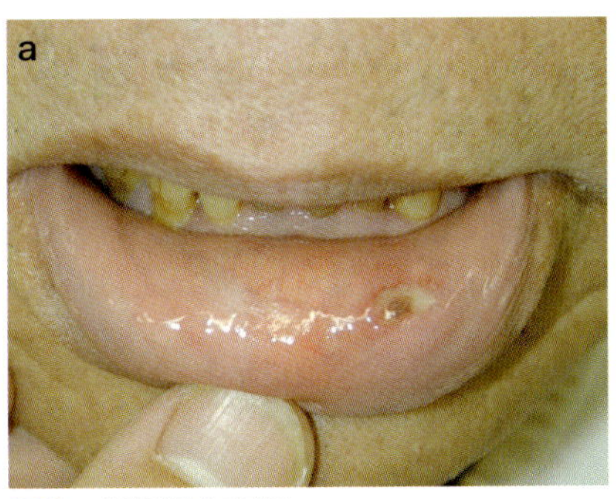

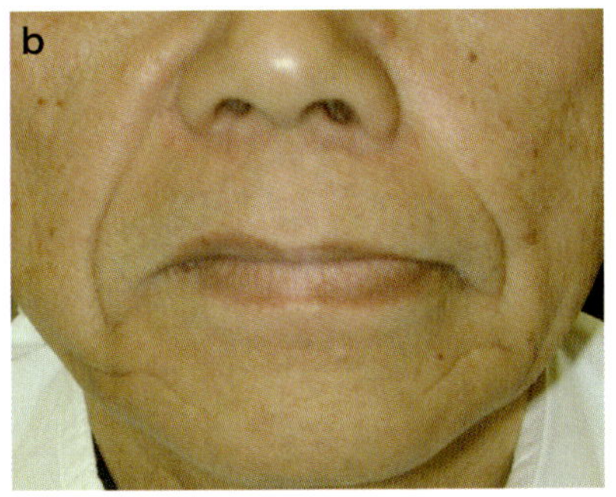

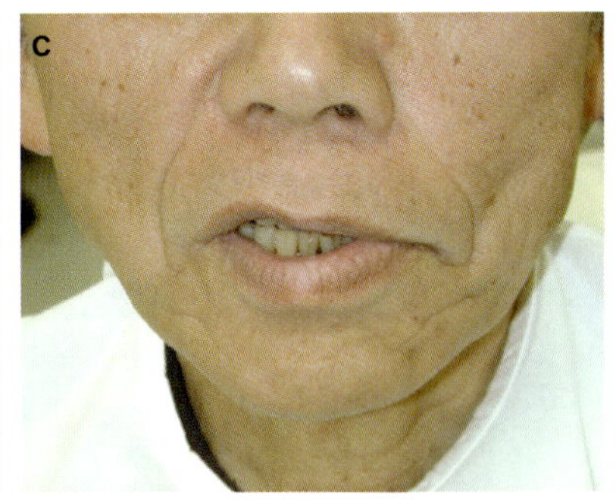

図2　繰り返す咬傷
3週間前よりたびたび口唇の同じところを噛むようになったと訴えてきた患者. これまでこんなことはなかったと訴えた(a). 同患者の安静時にみてとれる左口角の下垂(b). 口角横引きを指示すると, さらに左側の運動麻痺が強調された(c). 内科受診を勧めたところ, 検査の結果として脳梗塞が発見された.

2 口または義歯の片側や口蓋部分に食物残渣やプラークが付着している

本来, 口は動くことによって口腔内を清潔に保つ作用を有しています. これは, 自浄作用とよばれています. 具体的には唾液が分泌され, 口腔内を環流し, 食物残渣や細菌もろとも嚥下し, 処理しています. これによって口腔内の細菌数は一定に保たれていますが, 唾液分泌が不十分な場合には食物残渣がいつまでも口腔内に停滞し, 口腔内の細菌が増加します.(**図3**).

舌が動かなければ舌上や口蓋に食物残渣などが残留し, 頬が動かなければ口腔前庭部や歯の側面に食物残渣や大量のプラーク付着がみられます(**図4**).

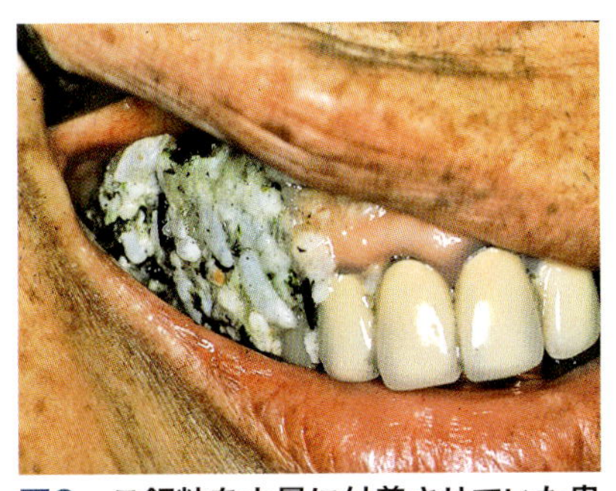

図3　ご飯粒を大量に付着させていた患者の口腔内
車椅子で来院し, 右手, 右足に麻痺がみられた.

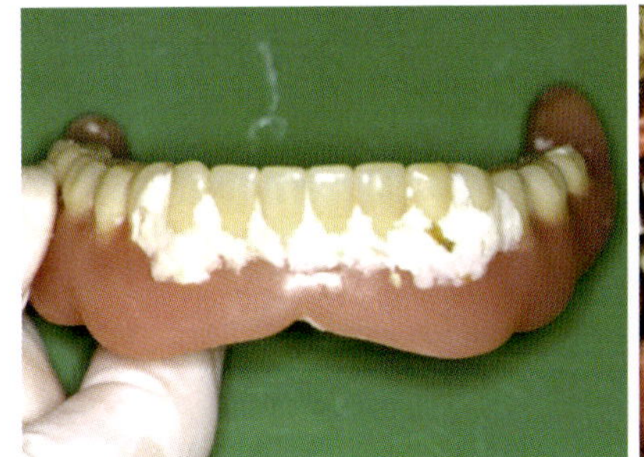

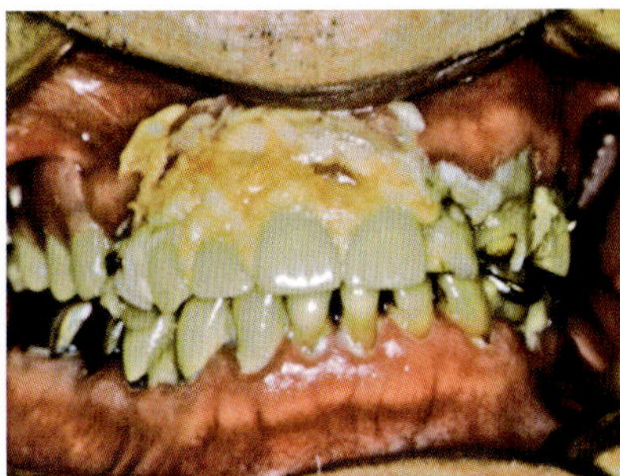

図4　口腔前庭および義歯の研磨面への食物残渣停滞の例

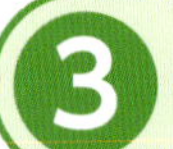

舌苔が付着している

関連項目
- 2章4節②

舌苔は，舌の表面に白色または黄褐色，または黒色のこけ状にみえるものをいいます（図5）．舌苔の発生原因として，唾液分泌不足や口腔の運動機能の低下による自浄作用の低下，免疫力の低下による口腔内常在細菌叢の変化，喫煙，薬の副作用などがあげられます．なかでも，口腔機能の変化による自浄作用の低下を原因としたものに注目するべきです．舌苔とともに舌の上には食物残渣がみられることもあり，また，口蓋に食物残渣が付着していることもあります（図6, 7）．これらは特に舌機能の低下を疑う重要な所見となります．

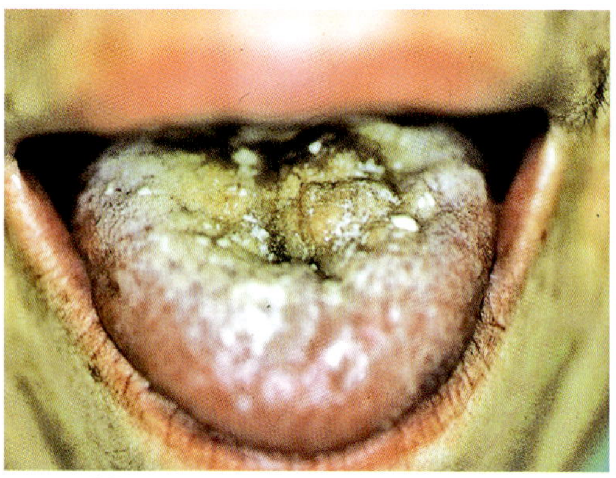

図5　舌苔

図6　口蓋部に付着した食物残渣

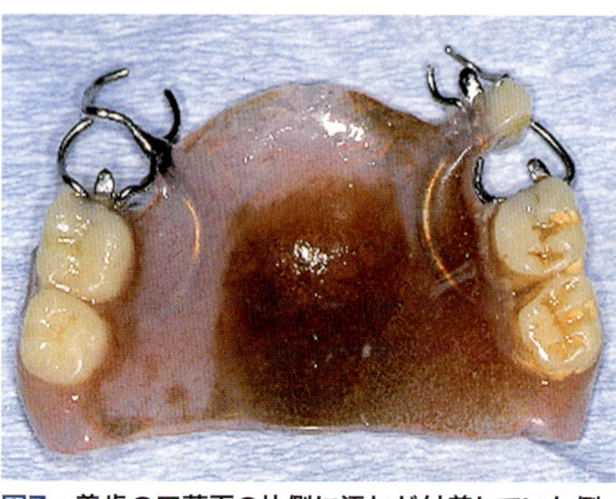

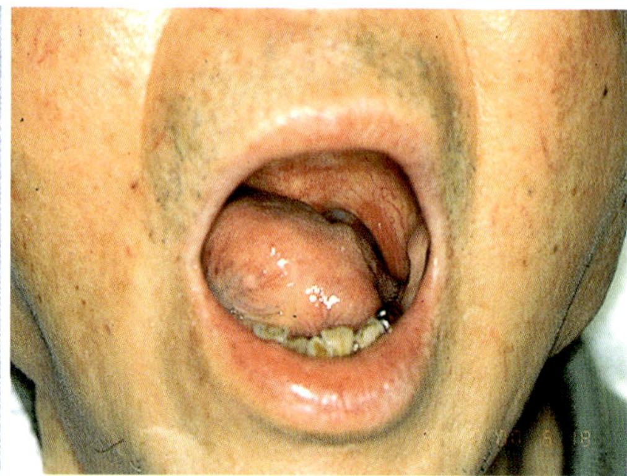

図7　義歯の口蓋面の片側に汚れが付着していた例

左：義歯の左側口蓋面に汚れが付着し，臼嚙咬合面に歯石の沈着が認められる．右：患者の口腔内所見．舌の左側に萎縮が見られる．

4 片側性に歯科疾患が発症する(悪化する)

関連項目
●2章4節②,③

一般にリスクが高くない部位に齲蝕などが発症した場合，口腔機能の低下の徴候であることがあります．齲蝕の発症や歯周病の悪化が片側性であったり，一般に齲蝕発症リスクが高くない部位（下顎臼歯部舌側の歯頸部など）に齲蝕がみられたりする場合などにおいて，舌や頬などの運動や唾液分泌に問題があることが多くみられます（図8～10）．

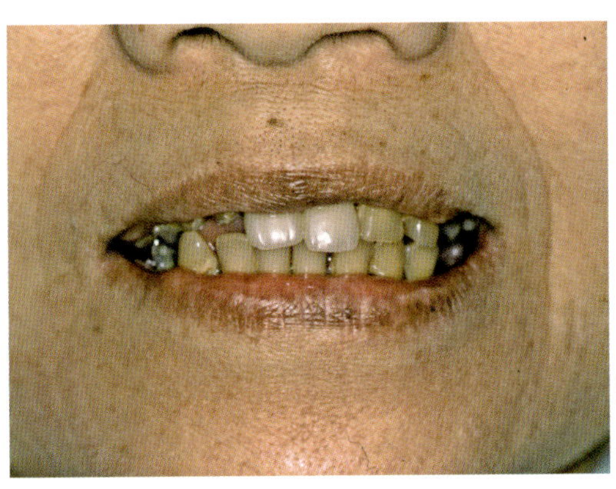

図8　片側性にみられる齲蝕①
口角の横引きを指示したところ，右側の顔面に麻痺が認められた．

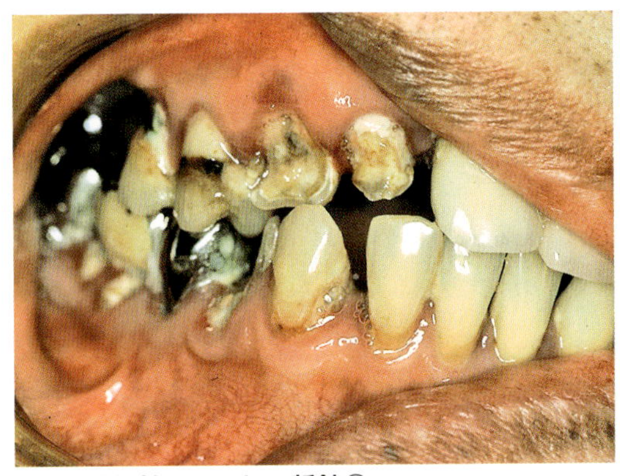
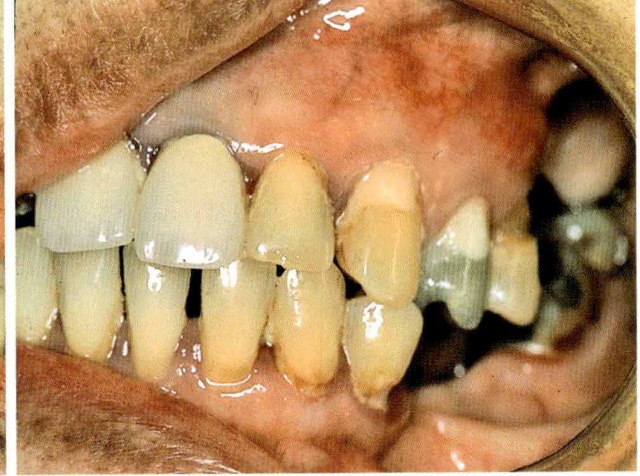

図9　片側性にみられる齲蝕②
口腔内では麻痺側である右側に多くの齲蝕が認められた．歯冠の咬合面や歯頸部ではなく，平滑面から齲蝕になっている点に異常さを感じてほしい．

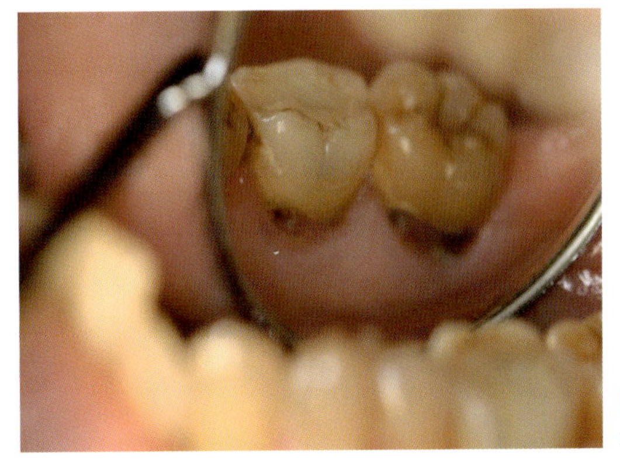

図10　下顎臼歯部舌側の歯頸部に見られた齲蝕
通常では齲蝕が起こりにくい部位である．

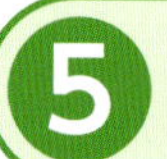

5 診療中にムセる

関連項目
● 2章4節④

われわれ歯科医療従事者は，診療中にタービンやスケーラーから噴射される大量の水（1秒間に1mLの注水）や，分泌されてくる自己の唾液を口腔内に保持するように患者さんに強いています．通常は排唾管やバキュームを用いることで口腔外に吸引排出していますが，完全な排出は困難で，患者さんの能力に頼っている面もあります．通常，歯科診療中の体位（仰向け）で口腔内に水を保持するには，舌の後方を押し上げて軟口蓋と接触させることで，口腔と咽頭を遮断（舌口蓋閉鎖）する必要があります（**2章4節**参照）．一方で，口腔機能が低下するとこの舌口蓋閉鎖が困難となり，水や唾液が咽頭内に侵入します．これにより，患者さんは診療の中断を望み，さらには，時として誤嚥してしまい，ムセ込むことがあります（**図11**）．このような患者さんについては水や唾液だけでなく，印象材の咽頭流入や歯科小器具の誤飲，誤嚥事故のリスクも高いといえます．

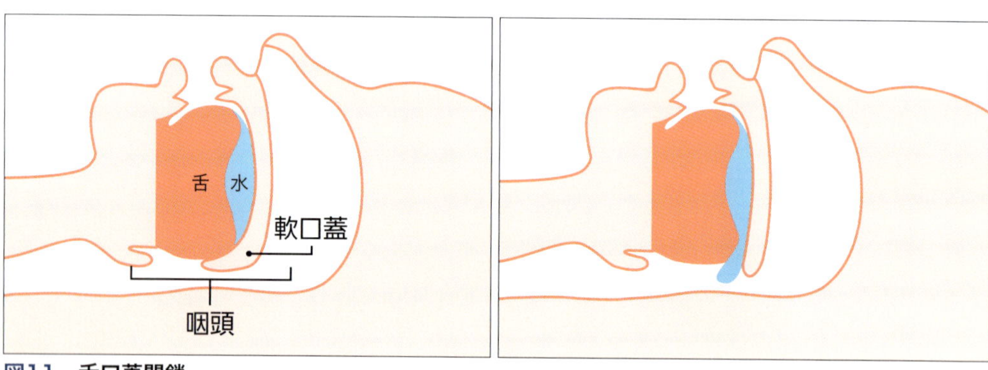

図11　舌口蓋閉鎖
仰向けの状態では舌を押し上げて軟口蓋に接させることで口腔内の水を保持するが（舌口蓋閉鎖・左），口腔機能低下によりこの閉鎖が困難になると水や唾液が咽頭内に流入し（右），ムセることになる．

6 うまくゆすげない

関連項目
● 2章4節③

ブクブクうがい（リンシング），ガラガラうがい（ガーグリング）はいずれも口腔機能の評価に応用できます．ブクブクうがいの際には，先に述べた舌と口蓋をしっかり閉鎖させて水を口腔内に保持する能力が求められます．頬をうまく動かせるかを試すことができます．口腔内に含んだ水を左右の頬に移動させながら口唇から漏れることなくうがいすることができれば，口唇や頬の運動や感覚は保たれているといえるでしょう．

さらにガラガラうがいでは，この舌と口蓋で水を口腔内に保持しつつその閉鎖の一部を開放し，呼気を口腔内に呼出するという複雑な動作と各部位の連携により成り立ちます．

診療中，あるいは口腔ケアの際にうがいする様子を観察することで，水が口唇から漏れる，途中でムセ込むなどの症状を読み取ることが可能です．

section4

4

舌，口唇，頬，軟口蓋の機能評価

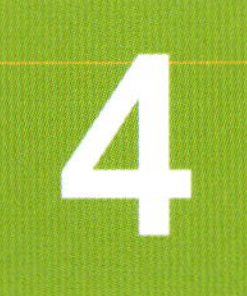

舌，口唇，頬，軟口蓋の機能評価[1]

1 咀嚼機能の評価法

咀嚼障害の原因には，①歯の欠損や義歯の不適合などが原因となる「器質性咀嚼障害」と，②舌・口唇・下顎などの運動障害（麻痺や運動失調）による「運動障害性咀嚼障害」があるといえます[2]．

これまで，外来で診療室を訪れる患者さんが咀嚼障害を訴えたときは，前者が主たる原因であると考えられてきました．なぜならば，歯科医院に訪れる患者さんは交通機関などを利用してみずから来院し，呼び出しに従ってすぐさま歯科ユニットに座り，歯科医師や歯科衛生士の指示に従って口を開いたり閉じたりすることが可能であり，さらにいえば自分の主訴をよどみなく自分で伝えることができる……，ということで，身体機能・認知機能は正常な患者さんを対象として診療してきたといえます．すなわち，口腔の運動機能に問題がないことを前提とすることができていました．

逆をいえば，身体機能・認知機能の低下に伴う口腔の運動機能について，加齢や疾患を加味した評価を全く行ってこなかったともいえます．そこで，来院する患者さんをよく観察すると，実は加齢や運動機能を低下させる疾患によって口腔の運動機能が低下している患者さんが多く来院していることに気づきます．

1. 咀嚼に必要な運動の要素

運動は一般的に，「運動範囲」「運動の力」「巧緻性（運動の速度）・協調性」「持久力」という要素に分けることができます．このいずれも，口腔の運動である咀嚼機能を維持するためには必要な要素です．

①運動範囲

咀嚼するためには，ある一定の運動範囲で舌や下顎が動く必要があります．舌は，捕食時には前歯を越えて食べものを迎えるために突出したり，食べものを歯の咀嚼面に移動したり咽頭に送り込んだりするために一定の範囲において運動する必要があります．口唇や頬についても同様に，一定の運動範囲の確保が求められます．

②運動の力

食塊を咀嚼面に移動するために，または口蓋に押し付けて押しつぶすために，さらには咽頭に送るためには，舌に一定の運動の力（舌圧）が備わっていなければなりません．捕食時や咀嚼中，あるいは嚥下の際には口唇をしっかりと閉鎖する必要があります．同様に，頬においても食塊が口腔前庭に落ちないように運動します．

③巧緻性・協調性

咀嚼の際には，口腔内で食べものを巧みに動かす巧緻性も要求されます．たとえば，食べもののなかに含まれる小さなかけらをより分けて噛むといった作業は，口腔の舌をはじめとする巧みな動きがないとできません．また，舌や口唇などが単独で動くのでなく，舌や口唇，頬，下顎が互いに連携しながら動いてこそ咀嚼は成り立ちます．こうした動きを運動の協調性とよびます．

④持久力

一定の量の食事を食べたり，一定時間会話を続けたりするには，口腔の器官の持久力も必要となります．

2 舌の機能評価

1. 安静時の評価

舌の機能評価を行うにあたり，まず開口させて舌を安静に保つように指示し，舌の状態を観察します．舌は筋肉の塊であり，安静時においては固有口腔を満たすように存在します．開口時に安静にさせると，下顎歯列を一部覆うようにこんもりと盛り上がるような舌が観察されます（**図 1**）．

一方で，舌の表面に凹凸がみられたり（**図 2**），舌のボリュームが小さく観察されることがあります（**図 3**）．また，小さく震えていたり，痙攣していたりする様子が観察されることもあります．前者は筋の萎縮を疑い，後者は舌支配神経の中枢性または末梢性の異常を疑います．

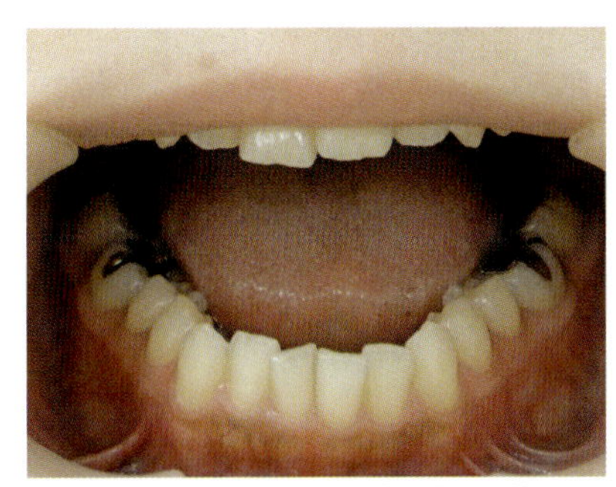

図1　安静時の舌の様子（正常な舌）
下顎の歯列を一部覆うように盛り上がってみえる．

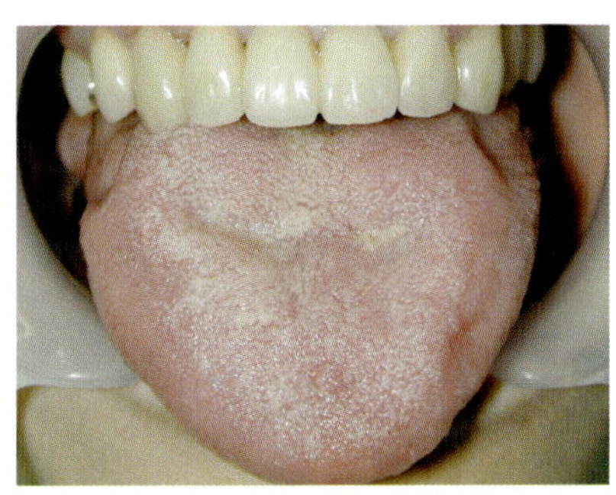

図2　舌に凹凸がみられ，萎縮が疑われる

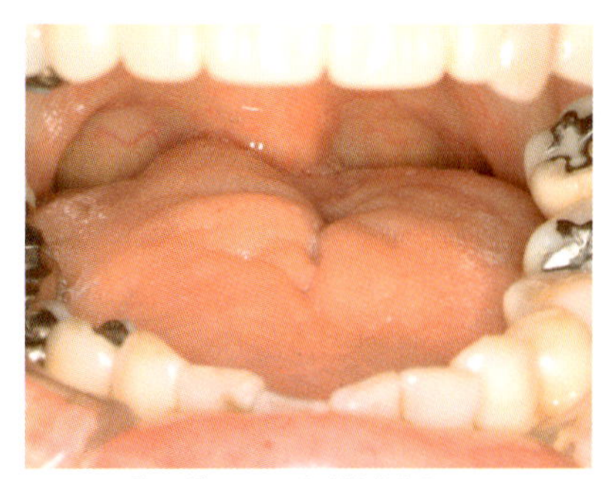

図3　舌のボリュームが減少している

舌の萎縮（筋肉量の減少）は，加齢や廃用によっても発生します．また，低栄養や運動の不足が原因となり，サルコペニアの一部として生じることもあります．しかし，その変化は四肢の筋に比較して比較的緩徐です．著しい変化がみられる場合には疾患によるものである場合が多く，神経筋疾患の発症を疑います（**1 章 2 節**，**表 2** 参照）．

2. 挺舌時の評価

①前方挺舌時の評価

安静時の評価の後に，前方への挺舌や左右口角への運動を指示し，観察します．

前方挺舌時に舌の偏位がみられることがあります．一側性の舌下神経に障害が生じた場合，舌は障害側と反対側（健側）方向に偏位を示します（**図 4，5**）[3]．このとき，障害側の口角を舐めることが困難であり，舐めるように強く指示すると下顎による麻痺側の代償がみられる場合があります．このような所見がみられる際には，安静時においては麻痺側が口腔内で力なく広がり，結果として舌尖部が健側に向かいます．舌下神経の末梢性の障害（手術や外傷などによる場合が多い）では，患側に萎縮を認めます（**図 6**）[4]．

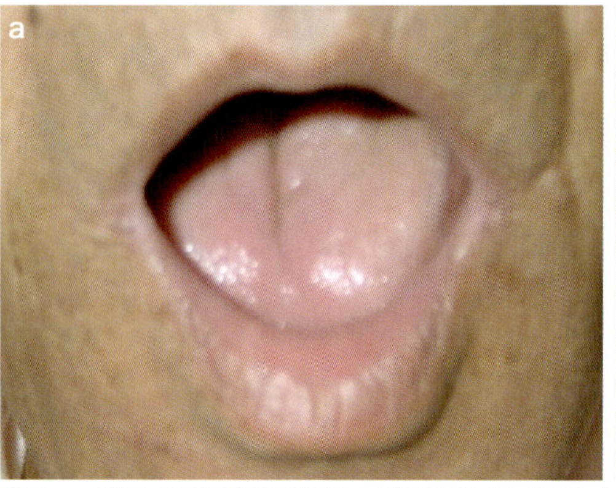

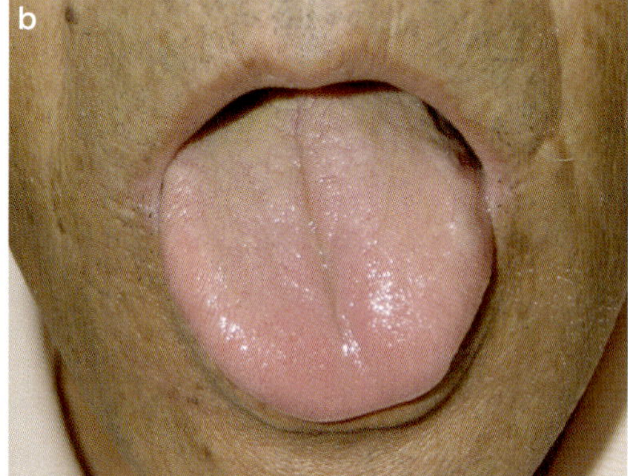

図4　一側性の舌下神経麻痺の症例①（右側：健側，左側：麻痺側）[3]
a：口腔内安静時，b:突出時．安静時は舌が健側を向くが，突出すると舌尖が麻痺側を向く（左右は同一症例）．

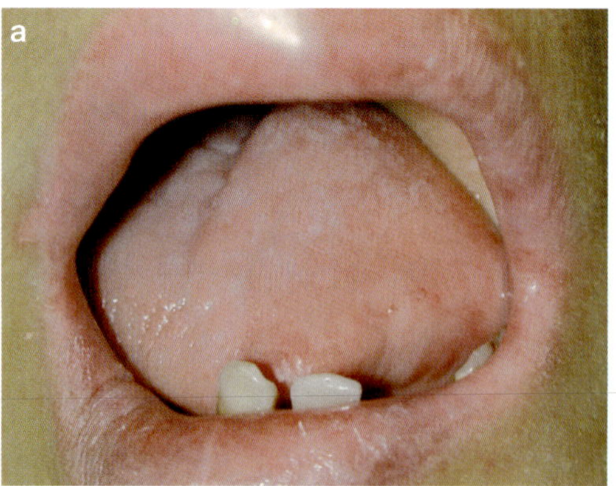

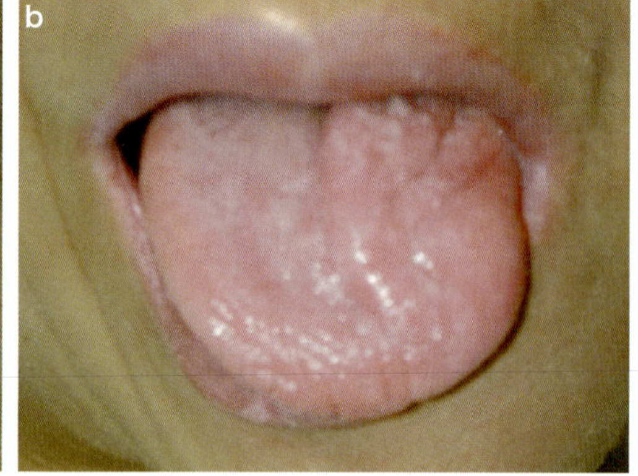

図5　一側性の舌下神経麻痺の症例②（右側：健側，左側：麻痺側）[3]
a：口腔内安静時，b:突出時．本症例も安静時は健側を向くが，突出時は麻痺側を指す．この症例ではさらに障害側に舌の萎縮が認められる（左右は同一症例）．

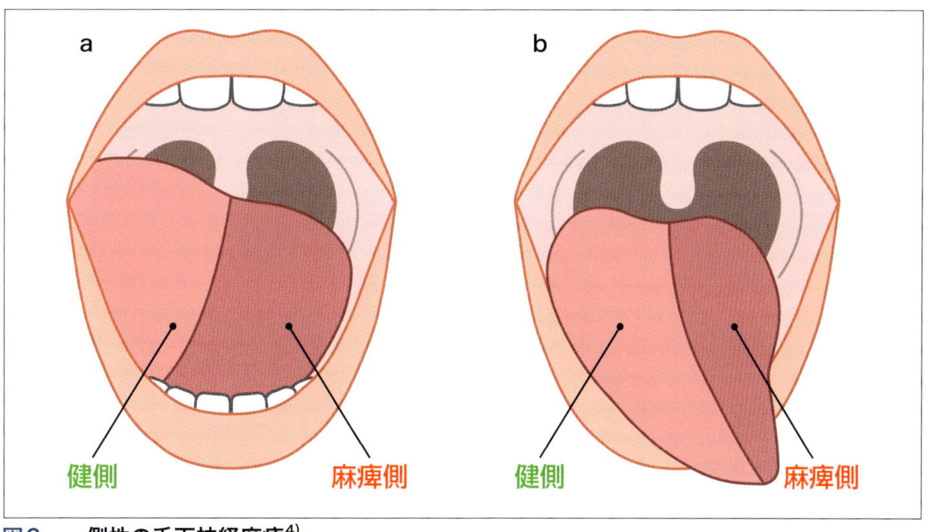

図6　一側性の舌下神経麻痺[4)]
a：口腔内安静時，b：突出時．図4，5をイラストで示したもの．

②左右口角への運動時の評価

左右の口角部を舌尖で舐めるように指示します．正常である場合は左右どちらにも舌尖をつけることができます．片側に運動障害がある場合は，健側の口角を舐めるのが困難になります．さらに健側を舐めるように指示すると下顎も同時に健側に偏位させて（下顎まで一緒に動かしてしまう）ことがあります（**図7**）．この下顎による代償は，舌の運動範囲が低下している場合には左右ともによくみられる現象です．

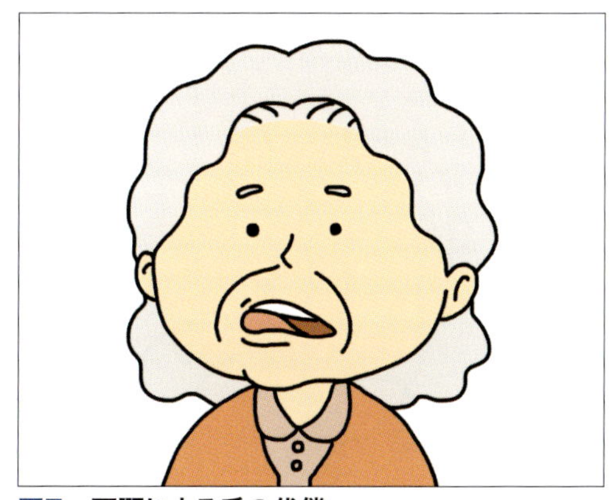

図7　下顎による舌の代償
健側（右側）の口角を舌で舐めようとすると，下顎が舐めようとする側に動く．

関連項目
- 3章2節①

3. 舌の運動機能評価

舌の運動機能の要素に関する評価は，**表1**の形で行います．このうち，「運動の力」を測る際には**図8**のような形で，デンタルミラーや舌圧子に抵抗がかかる程度と考えればよいでしょう．

表1　舌の運動機能評価

評価項目	評価方法	評価基準
運動範囲	舌が歯や口唇を越えて突出できるか?	できる or できない
	舌で左右の口角に触れられるか?	できる or できない
運動の力	舌を突出または挙上させ，デンタルミラーや舌圧子で力を測る	しっかりと力がかかる
	舌打ちをさせる	しっかりとした音が鳴る
	舌圧測定器で計測	→66頁参照
巧緻性	舌で左右の口角を繰り返し触れる	素早くスムーズに触れられる
	オーラルディアドコキネシスの「タ」「カ」	→64頁参照
持久力	上記の「運動範囲・運動の力・巧緻性」評価の間，運動が続けられるか?	運動を続けられる or 時間とともに運動が弱くなる(困難になる)

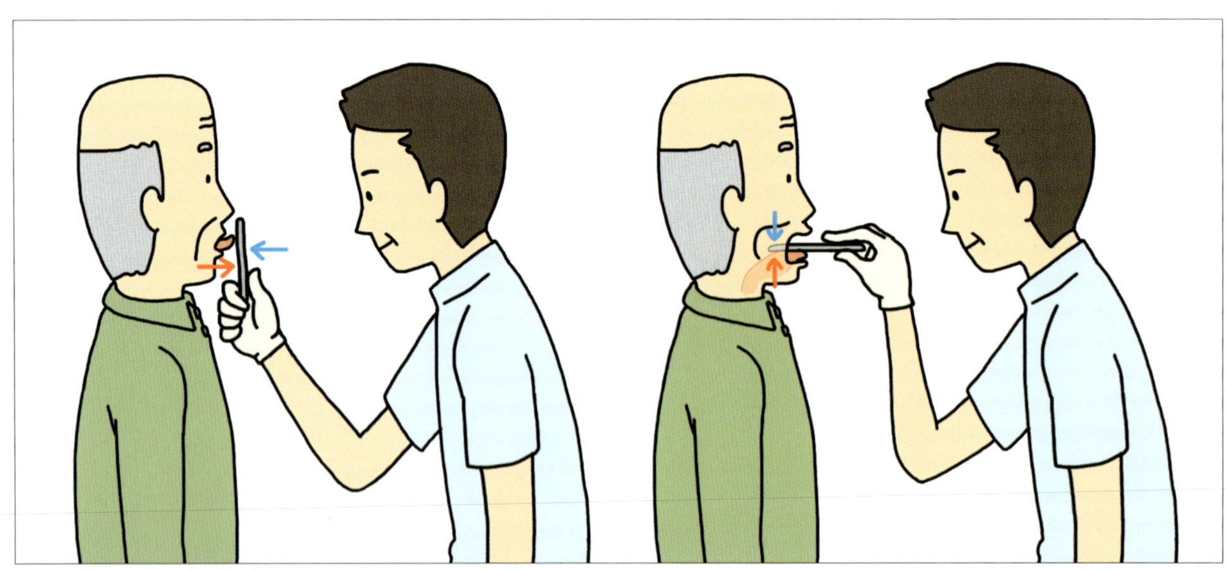

図8　舌の運動の力の検査
舌の突出(左)，挙上(右)に対してデンタルミラーや舌圧子を当て，舌圧を測る．

3 口唇，頬の機能評価

関連項目
● 3章2節①

1. 安静時の評価

安静時に口唇（口裂）が左右対称であるか観察します．片側の口角の下垂や人中の変位がみられる場合があります．麻痺がある場合，人中は健側に引かれます（図 9）．また，鼻唇溝の深さの左右差も確認します（図 10）．

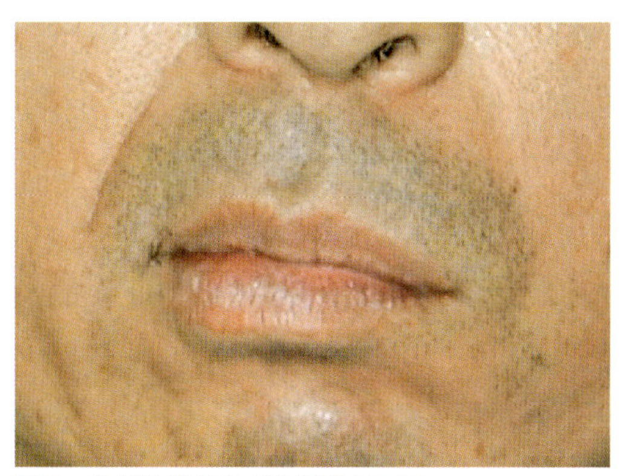

図9　片側性麻痺のある患者の口唇
健側である右側に人中が寄り，口裂も左右非対称である．麻痺側（左側）の鼻唇溝も浅い．

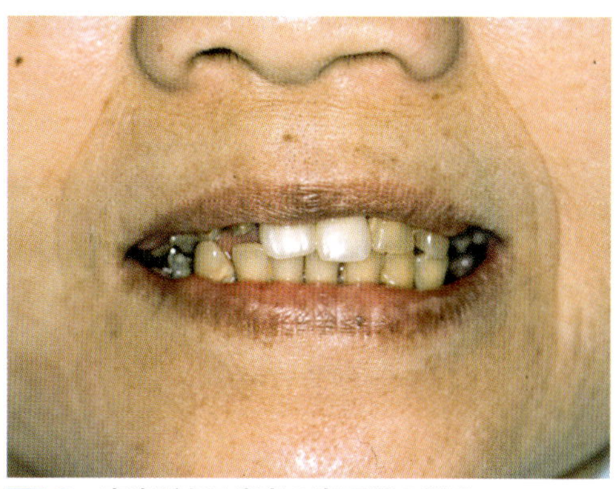

図10　麻痺がある患者の鼻唇溝の様子
麻痺側（右側）の鼻唇溝は浅くなる．あわせて，口裂の形に左右差がみられる（麻痺側の引きが弱い）．

2. 横引き時の評価

左右の口角を横引きするように指示します．左右対称性に十分に引けるかどうか評価します．横引きさせると麻痺側が明らかになります（図 11）[5]．

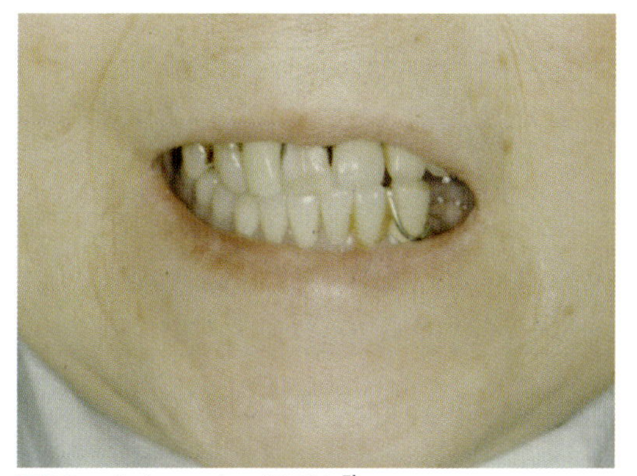

図11　左右の口角の横引き[5]
左右が均等に引かれず，左側が麻痺しているのがわかる．

3. 口唇の運動要素の評価

口唇の運動機能の要素に関する評価は，**表2**の形で行います．

表2　口唇の運動機能評価

評価項目	評価方法	評価基準
運動範囲	口角を左右均等に引けるか?	左右が均等に引ける or 引けない
運動の力	左右の口角を力強く引けるか?	引ける or 引けない
	口をすぼめて口唇を突出できるか?	できる or できない
巧緻性	口角の横引きと口唇の突出を素早く繰り返せるか?	できる or できない
	オーラルディアドコキネシスの「パ」	→64頁参照
持久力	上記の「運動範囲・運動の力・巧緻性」評価の間，運動が続けられるか?	運動を続けられる or 時間とともに運動が弱くなる(困難になる)

4. 頬の運動要素の評価

頬の運動機能の要素に関する評価は，**表3**の形で行います．

表3　頬の運動機能評価

評価項目	評価方法	評価基準
運動範囲	左右の頬に空気をためて膨らませられるか?	できる or できない
運動の力	空気をためて膨らんだ頬を指で押して空気が漏れるかどうか？	空気が漏れない or 漏れる
巧緻性	左右どちらかの一方の頬に空気をためて膨らませられるか?	できる or できない
	左右交互に頬に空気をためて膨らませられるか?	できる or できない
持久力	上記の「運動範囲・運動の力・巧緻性」評価の間，運動が続けられるか?	運動を続けられる or 時間とともに運動が弱くなる(困難になる)

軟口蓋の評価

関連項目
- 2章6節③

軟口蓋は，口腔を咽頭腔と鼻腔で分離するために重要な役割を担っています．これを鼻咽腔閉鎖といい（図 12），軟口蓋（口蓋帆）の後方運動と咽頭側壁の内方運動からなされます．嚥下時には鼻咽腔閉鎖とともに呼吸は停止し，咽頭腔は嚥下のために利用されます．これにより口腔および咽頭腔を鼻腔と分離し，食塊の鼻腔逆流を防ぐのです（図 13）．

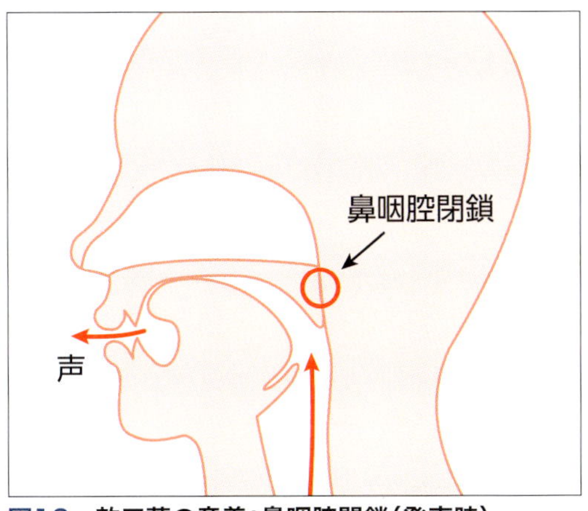

図12　軟口蓋の意義：鼻咽腔閉鎖（発声時）
口腔における咽頭腔と鼻腔を分離し，発声時に声を口に導く．

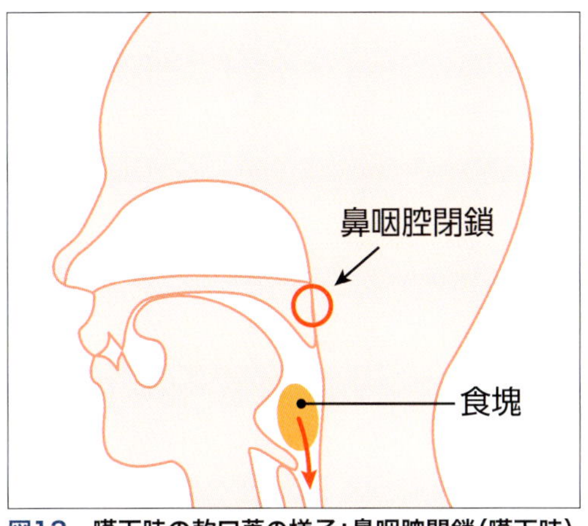

図13　嚥下時の軟口蓋の様子：鼻咽腔閉鎖（嚥下時）
嚥下時に鼻腔逆流を防ぎ，嚥下圧を保つ．

1. 安静時の評価

大きく開口させ，口蓋弓，口蓋垂が左右対称であるか観察します．また，口蓋垂の基部が奥舌部の舌背部上方に観察することができることも確認します（図 14）[6]．低位を示す場合（図 15）[6] には運動麻痺を疑います．左右の対称性がない場合（図 16）[6] や片側の麻痺がみられる場合には，口蓋垂は健側に偏位します．また麻痺側の口蓋弓は低位を示します．

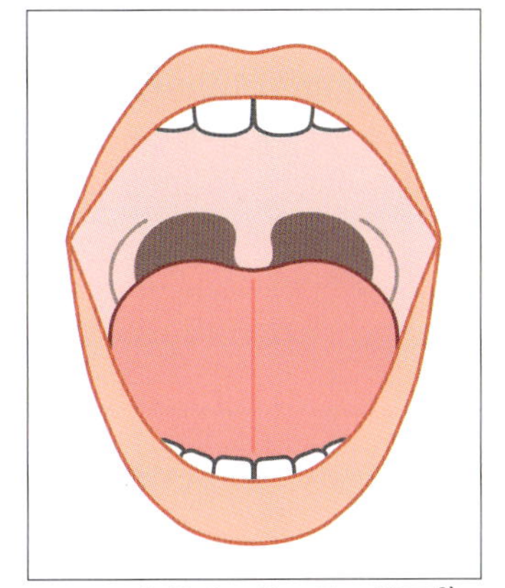

図14　安静時の軟口蓋の様子[6]
口蓋垂の基部が奥舌部の舌背部上方にあることを確認する（正常）．

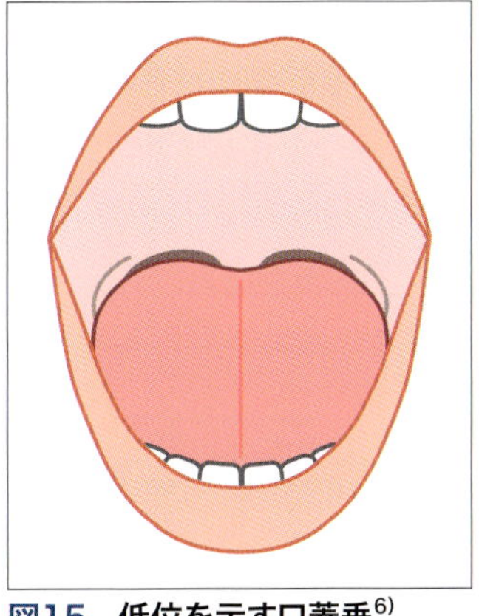

図15　低位を示す口蓋垂[6]

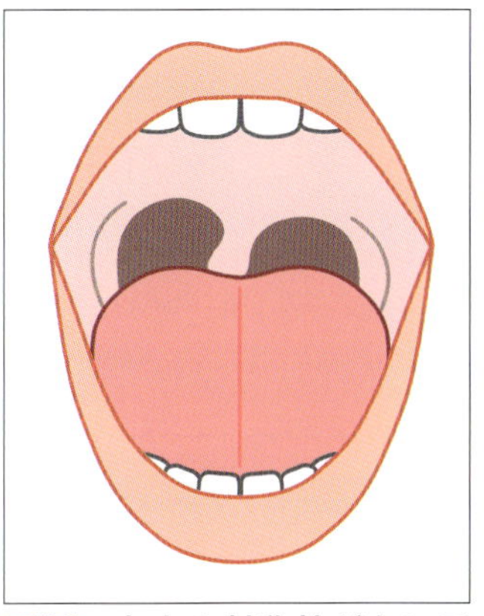

図16　左右の対称性がない口蓋垂[6]

2. 運動時の評価

「アー」と発音させ，発音時の鼻咽腔閉鎖に伴う，軟口蓋の挙上を観察します．正常の場合，両側の口蓋弓が上方に向かって運動するのが観察されます（図17）．

軟口蓋は疑核より中枢での両側神経支配を受ける程度が強いといわれています．そのため，一側性の上位運動ニューロン障害では運動麻痺は顕著とはなりませんが，一側性の末梢性障害（核・核下性障害）の際には，一側性の麻痺を生じます．一側性の麻痺が生じた場合，健側のみ挙上し，麻痺側は健側に引かれます（図18）[7]．この際，口蓋帆の先端は健側に引かれ，さらに咽頭後壁も健側に引かれる所見がみられます．この所見をカーテン症候群（図19）と呼びます．特に咽頭後壁の偏位をカーテン徴候と呼びます．また，軟口蓋収縮時はアーライン（軟口蓋と硬口蓋の境目）の後方が強くくぼみます．このくぼみの正中からの偏りも判断の際に有用です．

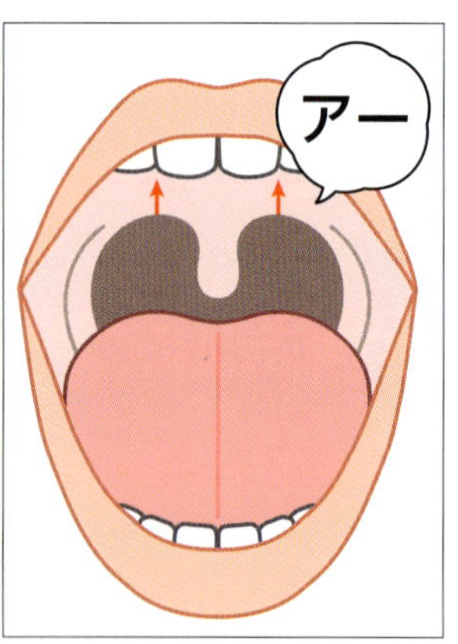

図17　正常な軟口蓋の挙上

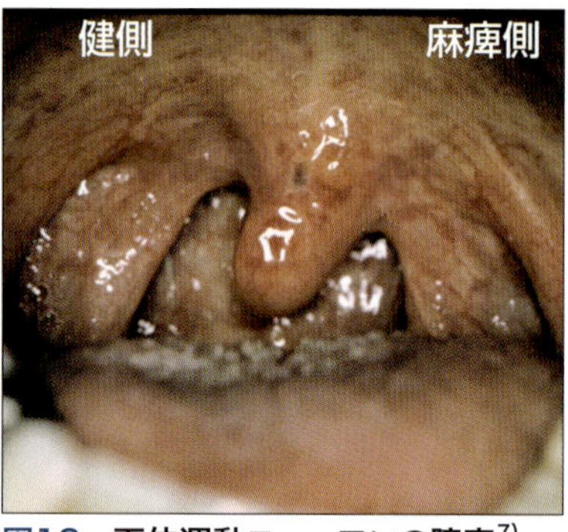

図18　下位運動ニューロンの障害[7]
軟口蓋に一側性の麻痺が生じた場合，健側のみが引き上げられる（カーテン症候群）．

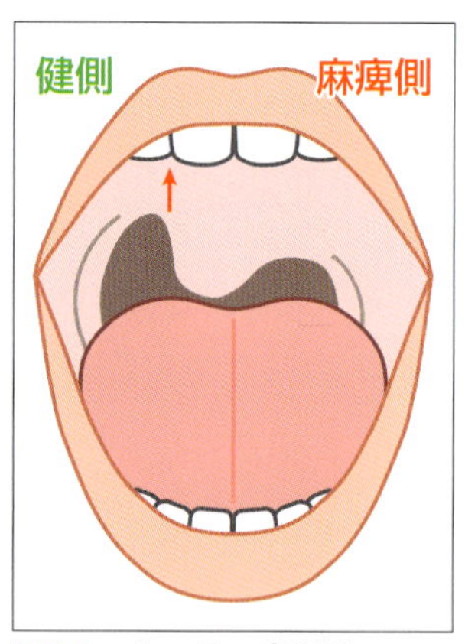

図19　カーテン症候群

3. 最長発声持続時間（MPT: maximum phonation time）の評価

「アー」または「イー」を持続的に発声させて，その持続時間を測定します．健常者においては，男性15秒以上，女性は10秒以上可能です．

また，ブローイング時間や鼻息鏡を用いて鼻咽腔閉鎖の評価を行うこともできます．この検査法については，別に記述します（2章6節参照）．

section5

5

診療報酬に基づく
口腔機能精密検査

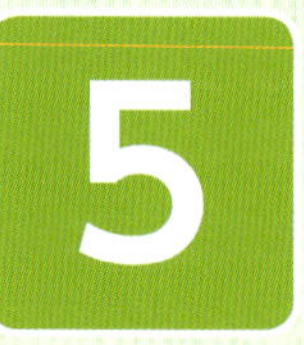

5 診療報酬に基づく口腔機能精密検査

歯科診療報酬に基づく「口腔機能低下症」の診断には，口腔機能精密検査として７つの下位症状についての検査を行うこととされています．本節では，日本歯科医学会が示した「口腔機能低下症に関する基本的な考え方」[1] および日本老年歯科医学会によるポジションペーパー [2] を参考に解説していきます．７つの下位症状は以下のとおりです．

(1) 口腔衛生状態不良 /(2) 口腔乾燥 /(3) 咬合力低下 /(4) 舌口唇運動機能低下 /(5) 低舌圧 /(6) 咀嚼機能低下 (7) 嚥下機能低下

なお，診療報酬に関する事項は，本書第６刷発行時（2020 年５月）の内容です．

1 口腔衛生状態不良の検査

1. 細菌数測定 [3〜6]

口腔内細菌カウンタ（パナソニック）にて，舌背上の微生物数を計測します．まず，舌表面の湿潤程度を一定にするために，舌表面に蒸留水を霧吹きで２回噴霧します．滅菌綿棒を蒸留水に浸漬した後，舌背中央部を 1cm の距離で３往復の擦過を行い，検体とします．擦過圧は，定圧検体採取器具を使用して，20gf とします。その後，検体の総微生物数を計測します．総微生物数が 6.5 Log_{10}（CFU/mL）以上（レベル４以上）を口腔不潔とします．

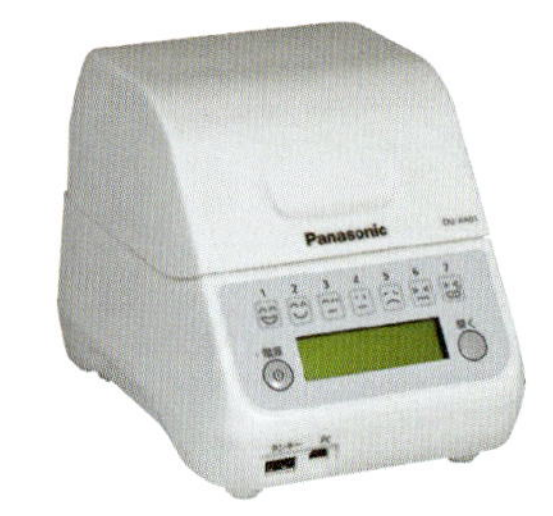

図1　口腔内細菌カウンタ

本機器は誘電泳動とインピーダンス計測による DEPIM（DiElectroPhoretic Impedance Measurement）法を応用した測定機器で，細菌を捕集する電極チップおよび試料液を保持するセル，誘電泳動を誘起する交流電源回路およびインピーダンス計測回路などで構成されています．約 5mL の試料液および電極チップを装置にセットしてボタンを押す操作のみで測定が開始され，LCD に測定結果が表示されます（図１）．

基準：総微生物数が 6.5 Log_{10}（CFU/mL）以上（レベル４以上）

2. Tongue Coating Indexを用いた視診

Tongue Coating Index（TCI）を用いた視診により，舌苔の付着程度を評価します．舌表面を９分割し，それぞれのエリアに対して舌苔の付着程度を３段階（スコア 0, 1 または 2）で評価し，合計スコアを算出します（図２）．TCI が 50％以上（合計スコアが９点以上）ならば口腔衛生状態不良とします（図３，４）．

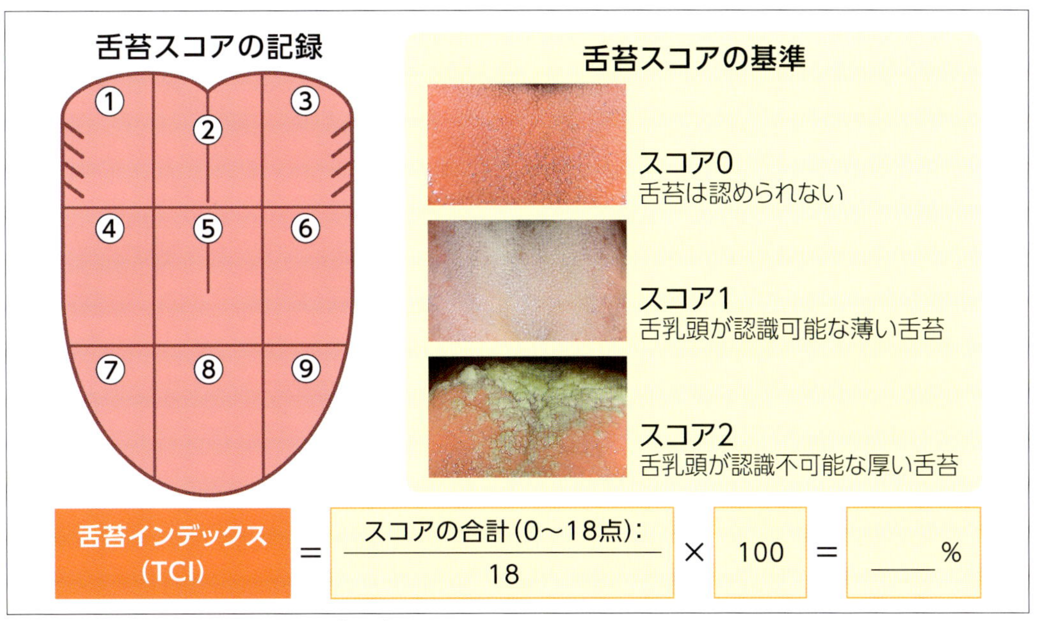

図2 Tongue Coating Index (TCI)

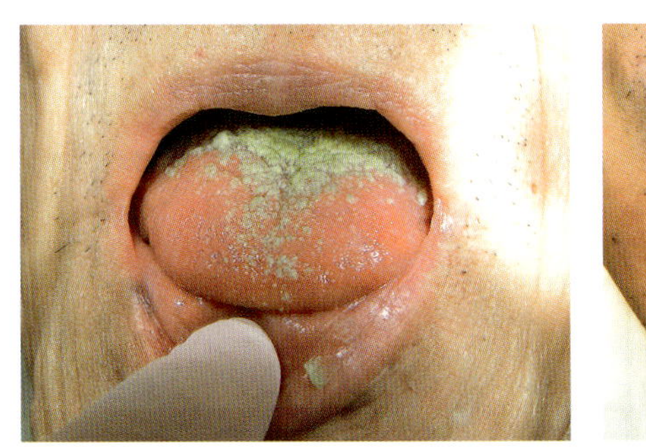

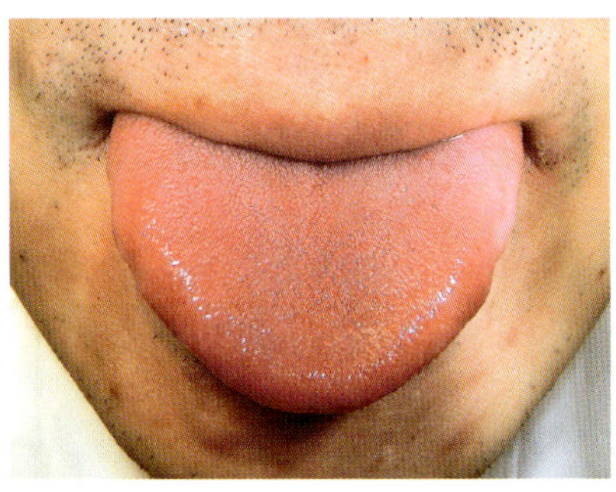

図3 口腔衛生状態不良の舌
図4 口腔衛生状態良好の舌

基準：TCI が 50%以上（合計スコアが 9 点以上）

2 口腔乾燥の検査

口腔乾燥の検査は，口腔粘膜湿潤度または唾液量で評価します．

1. 口腔粘膜湿潤度

口腔水分計（「ムーカス」，ライフ，図 5，6）を使用して，舌尖から約 10mm の舌背中央部における口腔粘膜湿潤度を計測します．測定値 27.0 未満を口腔乾燥とします． 本測定器は生体電気インピーダンス（BIA）法によって口腔粘膜の水分を測定するもので，測定器の先端に設置してあるセンサー部分を舌背部に約 2 秒間押し当てることで測定が可能です．3 回測定して，中央値をその測定値とすることが推奨されています[7]．

基準：口腔粘湿潤度が 27.0 未満
（3 回測定し，中央値を測定値にすることが望ましい）

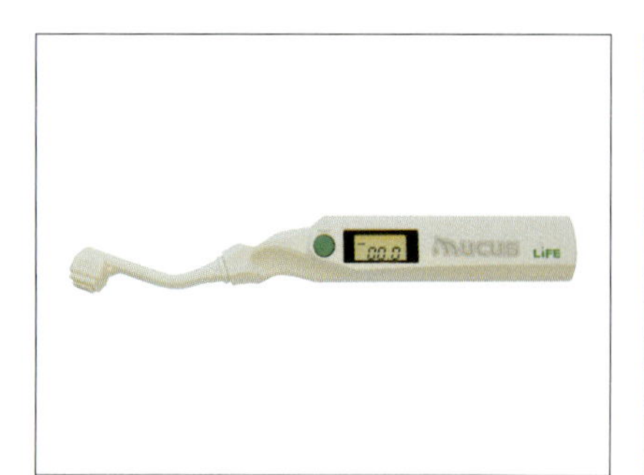

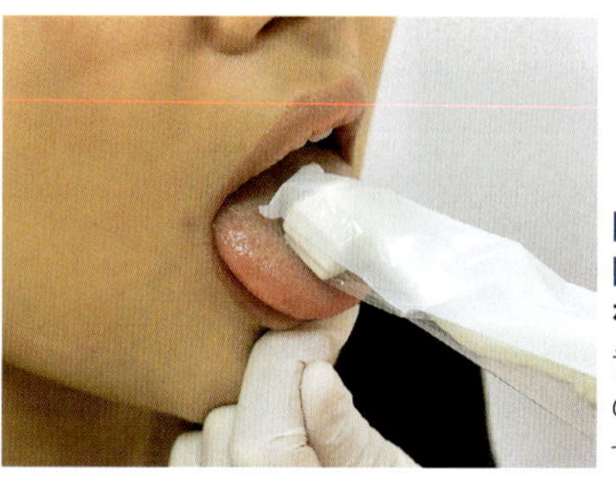

図5　口腔水分計
図6　口腔水分計を当てている様子． 舌尖から約10mmの舌背中央部に乗せる

2. 唾液量

唾液量は直接測定（サクソンテスト）で計測します．サクソンテストは医療用ガーゼを舌下部に置き，咀嚼様の運動を2分間行わせ，その間に分泌された唾液をガーゼに浸みこませます．その後，ガーゼの重量を測定することで分泌された唾液の重量を知ることができます．2分間で2g以下の重量増加を口腔乾燥ありとします[8,9]．ガーゼの大きさによって測定される量に変化が生じるので注意が必要です．

基準：舌下部に医療用のガーゼを置き2分間の咀嚼様運動にてガーゼの重量増加が2g以下

3 咬合力低下の検査

関連項目
- 3章2節①
- 3章3節

1. 咬合力検査

感圧フィルム（咬合力測定システム用フィルム:「デンタルプレスケールII」，ジーシー，図7）を用いて，咬頭嵌合位における3秒間クレンチング時の歯列全体の咬合力を計測します(図8)．シート内には圧力を受けると破壊されるマイクロカプセルが含まれており，化学反応により赤く発色します（図9）．発色濃度は圧力の大きさに応じて変化するようになっています．専用分析ソフト（咬合力分析ソフト「バイトフォース アナライザ」）と連動したスキャナーでそのフィルムから発せられた色を読み込みます．測定値が500N未満を咬合力低下とします．なお，義歯装着者は，義歯を装着した状態で計測します．

基準：測定値500N未満

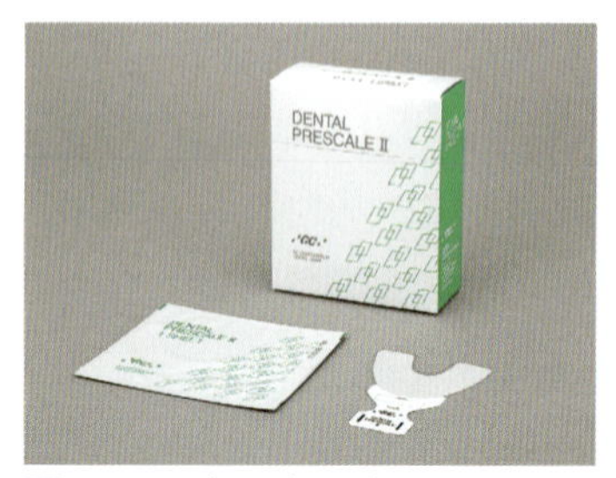

図7　デンタルプレスケールII

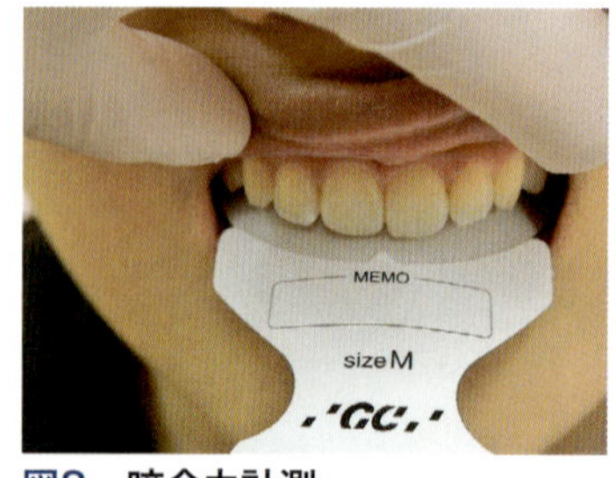

図8　咬合力計測
感圧フィルムを正中に合わせて，しっかりと咬み込ませる

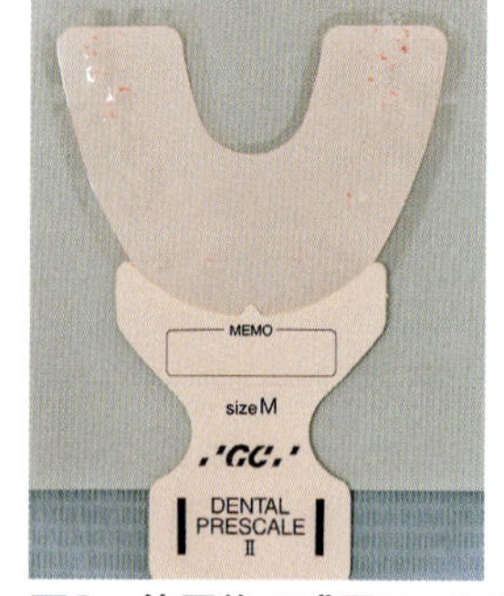

図9　使用後の感圧フィルム
咬合圧が加わった場所が発色する．これをスキャナに読み込ませることで，咬合力が数字化される

2. 残存歯数

残存歯数を計測します．残存歯数が残根と動揺度 3 の歯を除いて 20 歯未満の場合に咬合力低下とします．

基準：残存歯数が残根と動揺度 3 の歯を除いて 20 歯未満

4 舌口唇運動機能低下の検査

関連項目
● 3章2節①

1. オーラルディアドコキネシス [10〜13]

オーラルディアドコキネシスは 10 秒間に特定の言葉を繰り返し発音してもらい，口唇や舌の機能について検査するものです．検査はまず**表 1** に示した言葉を 10 秒間繰り返して発音してもらい，その数を 10 で割ることで 1 秒あたりの回数を出します．このとき，数だけではなくリズミカルにはっきりとした発音で言えているかも評価します．リズミカルではなかったり大きな声と小さな声が混じる場合には，失調性構音障害の疑いがあります（**2 章 2 節③**参照）．

それぞれの音の構音点から，「パ」では口唇閉鎖運動，「タ」では舌の先の運動，「カ」では舌の後方部の挙上運動がそれぞれどの程度連続してできるかを評価できます．「パタカ」は口唇から舌の後方部までの連続動作の評価になります（**図 10**）．

発音の回数は，市販されている「健口くん　ハンディ」（竹井機器工業，**図 11**）を利用することで，容易に測定できますが，発音に合わせて紙に鉛筆で点を打つことでも測定できます．口腔機能低下症としての参考基準は，「パ」「タ」「カ」いずれか 1 つが 6 回/1 秒未満とされています [14]．

基準：「パ」「タ」「カ」いずれか 1 つが 6 回 /1 秒未満

表1　オーラルディアドコキネシスの検査方法

発音する言葉 （それぞれ10秒間の発音回数を数え，10で割ることで1秒あたりの回数を出す）	口腔機能低下症
パパパ	6回/1秒未満
タタタ	6回/1秒未満
カカカ	6回/1秒未満

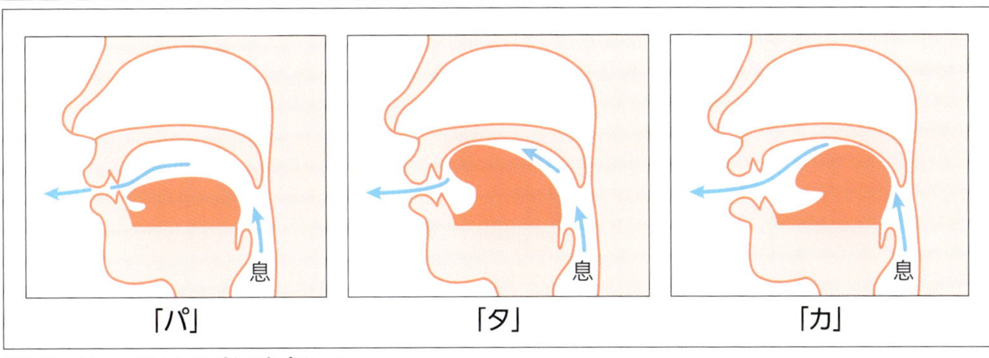

図10　オーラルディアドコキネシス
パ：口唇の動き，タ：舌の前方の動き，カ：舌の後方の動き，をそれぞれ評価できる．

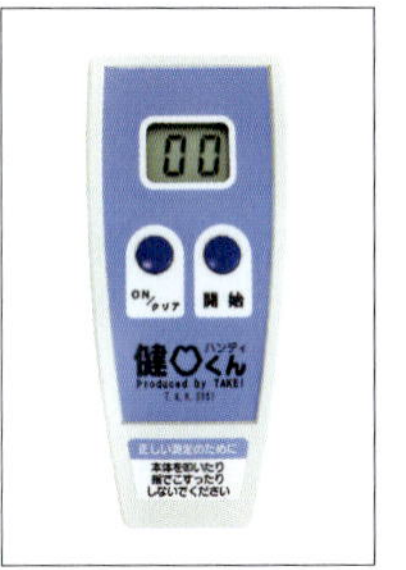

図11　オーラルディアドコキネシス測定器「健口くんハンディ」

5 舌圧測定[15)]

関連項目
- 3章1節
- 3章2節①

舌圧は，ジェイ・エム・エス社の舌圧測定器（「JMS 舌圧測定器」）を用いて測定することが可能です．JMS 舌圧測定器は，デジタル舌圧計，舌圧プローブ，連結チューブから構成されている，簡単軽量な口腔機能検査機器です（図 12）．舌圧プローブの先端部は，「医療用エラストマー製バルーン」，「唇や歯の圧力の混入を除くための硬質リング」からなります（図 13）．測定時は，硬質リング部を上下顎前歯で軽く挟むようにして，唇を閉じ，バルーンを舌で口蓋皺襞に向けて押しつぶさせます（図 14）．最大舌圧を計測し，30kPa 未満を低舌圧とします．

健康高齢者を対象に各年齢層の舌の筋力を測定したところ，舌圧は年齢によって徐々に低下することが示され，加齢による影響を受けることがわかりました（図 15）[16, 17)]．さらに，舌圧は握力などの身体機能とも関連を示すと報告されています．また，口腔機能障害を生じさせるさまざまな疾患によっても低下します．

口腔機能低下症を示す値としては，舌圧 30kPa 未満が相当であるといわれています．さらに低下して 20kPa 未満となると，摂食嚥下障害に相当すると考えられています（図 16）[18)]．

舌圧測定は，訓練の効果や患者への動機づけを継続するために，必要に応じて 3 カ月に 1 回の測定をすることが望まれています．診療報酬においても算定が認められています．

基準：最大舌圧が 30kPa 未満

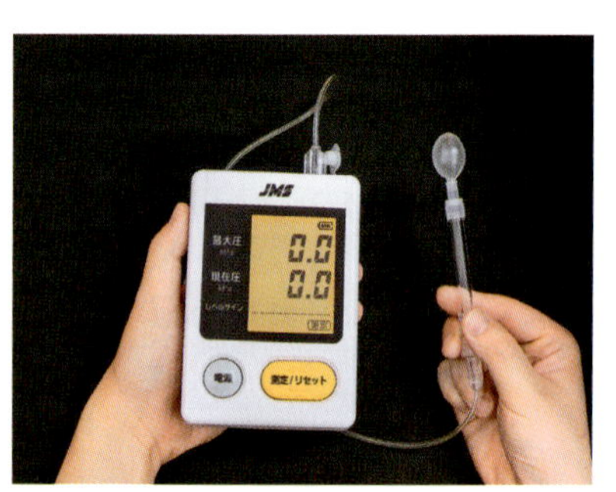

図12　JMS舌圧測定器
デジタル舌圧計（左），舌圧プローブ（右），連結チューブから構成されている．

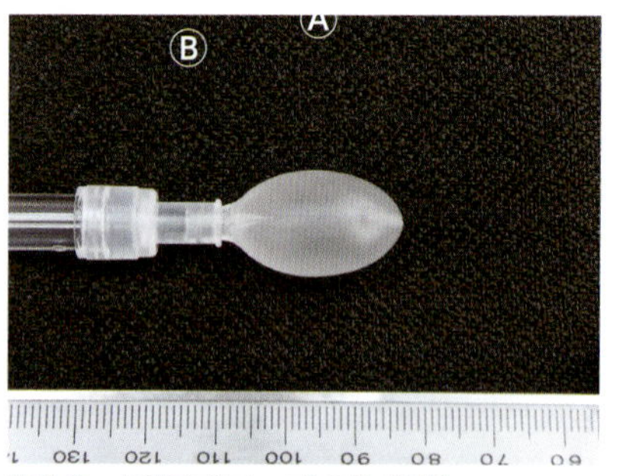

図13　舌圧プローブの先端部
A：医療用エラストマー製バルーン，B：唇や歯の圧力の混入を除くための硬質リング．

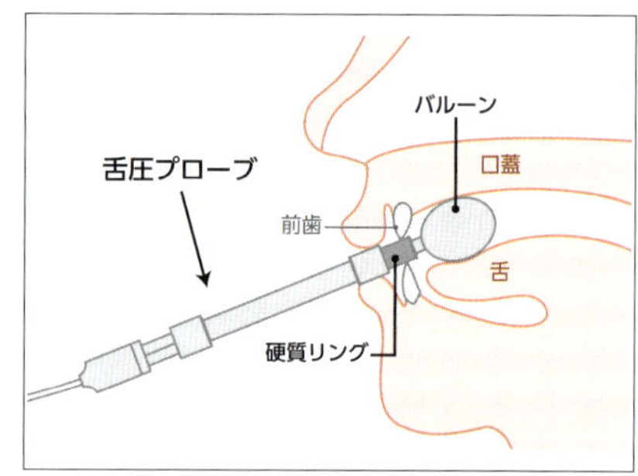

図14　最大舌圧を測定している様子
硬質リング部を上下顎前歯で軽くはさむようにして唇を閉じ，舌でバルーンを口蓋皺壁にむけて押し潰させる．

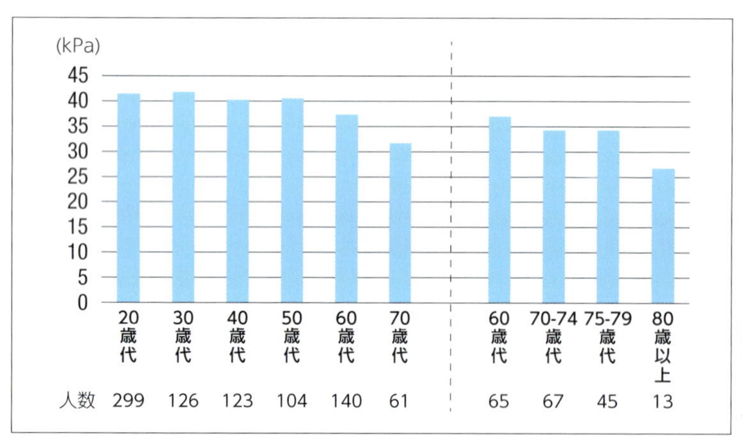

図15　舌圧の年齢群による変化[16, 17)]
舌圧は60歳を超えたあたりから減少し，80歳代では25kPa前後となる（点線より左は文献12，右は文献11のもの）．

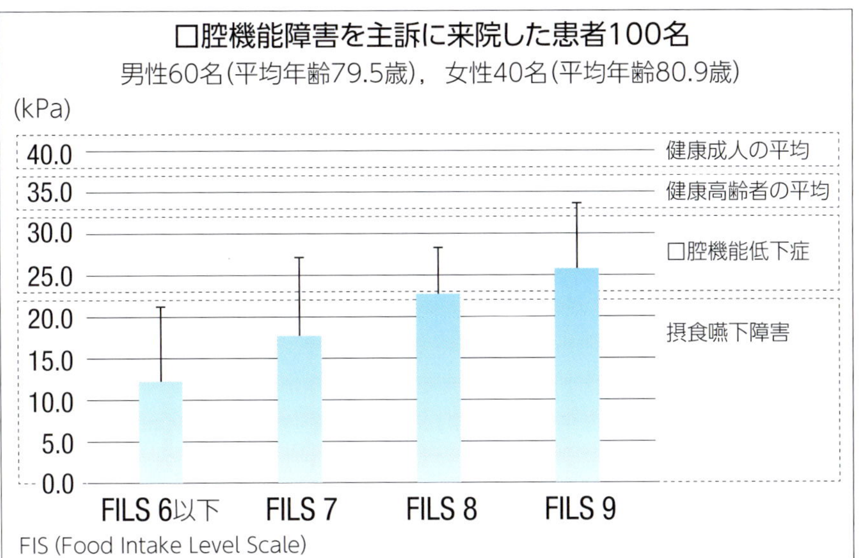

図16　舌圧と摂食状況との関連 [18]
摂食嚥下機能，口腔機能低下を主訴に外来受診した患者100名の舌の運動の力を示す舌圧と摂食機能の関連を示した．Utanoharaらの報告[17]によると，健康成人の舌筋力(舌圧)の平均は約40kPaであるのに対して，最も軽度なFILS9(食物の制限はなく，3食を経口摂取しているが観察の必要なレベル)においても25.8±7.8kPaと，30kPaを下回る値となっていた．

6 咀嚼機能低下の検査

関連項目
● 3章4節

咀嚼機能低下の検査は，咀嚼能力検査（グルコース含有グミゼリー咀嚼時のグルコース溶出量を測定するもの），または咀嚼能率スコア法で計測します．

1. 咀嚼能力検査

2g のグミゼリー（「グルコラム」，ジーシー）を 20 秒間自由咀嚼させた後，10mL の水で含嗽させ，グミと水を濾過用メッシュ内に吐き出させます．メッシュを通過した溶液中のグルコース溶出量は咀嚼能力検査システム（「グルコセンサー GS-II」，ジーシー）にて溶出グルコース濃度として測定されます．グルコース濃度が 100mg/dL 未満を咀嚼機能低下とします（図 17）[19, 20]．

基準：溶出グルコース濃度が 100mg/dL 未満

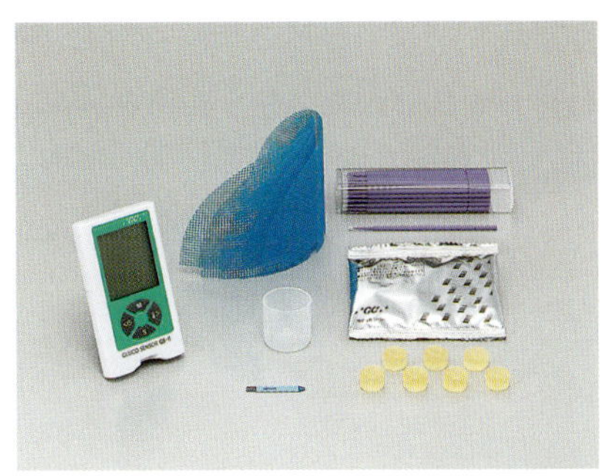

図17　グミゼリーとグルコセンサー GS-II

この検査で示される咀嚼能力は，咀嚼機能障害を特に訴える患者さんを症型分類に当てはめ，咀嚼機能低下につながる原因と対策を考えるうえで重要です（**3章1節**を参照）．診療報酬に関する基準では，グルコース濃度が100mg/dL未満が咀嚼機能低下とされています．しかし，臼歯部の咬合支持が十分な場合では150mg/dLを基準とすると，患者さんの咀嚼機能障害が義歯の適合や咬合の問題に起因するのか，あるいは咀嚼器官の運動機能障害によるものなのか判断しやすくなり，治療方針を決定するのに有用です．

2. 咀嚼能率スコア法[21)]

咀嚼能率スコア法は，グミゼリー（「咀嚼能力測定用グミゼリー」，UHA味覚糖・アズワン）を30回咀嚼後，粉砕度を視覚資料と照合して評価するものです．スコア0，1，2の場合，咀嚼機能低下となります（**図18**）．

基準：グミゼリーの粉砕度のスコアが0，1，2の場合

0 1 2 3 4 5 6 7 8 9

スコア	咀嚼能率 (表面積増加量) (mm^2)
0	0
1	425
2	1,100
3	1,775
4	2,450
5	3,125
6	3,800
7	4,475
8	5,150
9	5,825

図18 咀嚼能力を測る方法（スコア法） （新潟大学歯学部 小野高裕先生のご厚意による）

新潟大学の小野高裕先生らが行った研究[22)]では，アイヒナーの分類（咬合支持の分類）ごとに，本グミゼリー法で測定された咀嚼能力スコアの標準値と低下値が示されています（**表2**）．補綴処置を進める際や，口腔機能訓練をする際に活用できます．

表2 アイヒナーの分類とグミゼリースコアの関係[22)]

咬合支持	アイヒナーの分類	標準値	低下値
臼歯部咬合支持あり	A	8	6
臼歯部咬合支持域が減少または前歯部のみ	B	6	4
上下顎間の咬合支持すべてを喪失	C	4	2

7 嚥下機能低下の検査

関連項目
● 3章3節②

嚥下機能低下の検査は，嚥下スクリーニング検査（EAT-10），または自記式質問票（聖隷式嚥下質問紙）のいずれかの方法で評価します．

1. 嚥下スクリーニング検査（EAT-10）[23〜27]

EAT-10は摂食嚥下スクリーニング質問票です．2008年にBelafskyらが開発したもので[18]，10項目の質問で構成されています（図19）．それぞれの質問に5段階（0点:問題なし〜4点:ひどく問題）で回答し，合計得点が3点以上で摂食嚥下障害の疑いありと判定されます．そして，摂食嚥下障害の自覚症状や程度が重いほど，点数は高くなります．

EAT-10の特徴として，非侵襲的で簡便であること，さまざまな疾患の患者さんに幅広く使用できること，身体的機能だけでなくQOLも評価できることがあげられます．EAT-10によって示された地域在住高齢者の摂食嚥下障害の有症率は，65歳以上の自立高齢者で25.1%，介護保険受給高齢者では53.8%と検出されています[25]．そして，EAT-10を実施できて3点以上の場合，軽度問題以下の摂食嚥下障害を認める可能性が高いとされています．EAT-10は信頼性・妥当性についての検討が報告され，70%以上の感度で摂食嚥下障害を明らかにできるとされており，簡便なスクリーニングツールとして有用であるといえます．

EAT-10は，ネスレヘルスサイエンスのウェブサイト（https://nestle.jp/nutrition/swallow_chew/eat-10.html）よりダウンロード可能です．

基準：EAT-10の合計点が3点以上の場合

EAT-10（イート・テン）
嚥下スクリーニングツール

Nestlé Nutrition Institute

氏名:　性別:　年齢:　日付:　年　月　日

目的

EAT-10は、嚥下の機能を測るためのものです。
気になる症状や治療についてはかかりつけ医にご相談ください。

A. 指示

各質問で、あてはまる点数を四角の中に記入してください。
問い:以下の問題について、あなたはどの程度経験されていますか?

質問1:飲み込みの問題が原因で、体重が減少した
0=問題なし
1
2
3
4=ひどく問題

質問2:飲み込みの問題が外食に行くための障害になっている
0=問題なし
1
2
3
4=ひどく問題

質問3:液体を飲み込む時に、余分な努力が必要だ
0=問題なし
1
2
3
4=ひどく問題

質問4:固形物を飲み込む時に、余分な努力が必要だ
0=問題なし
1
2
3
4=ひどく問題

質問5:錠剤を飲み込む時に、余分な努力が必要だ
0=問題なし
1
2
3
4=ひどく問題

質問6:飲み込むことが苦痛だ
0=問題なし
1
2
3
4=ひどく問題

質問7:食べる喜びが飲み込みによって影響を受けている
0=問題なし
1
2
3
4=ひどく問題

質問8:飲み込む時に食べ物がのどに引っかかる
0=問題なし
1
2
3
4=ひどく問題

質問9:食べる時に咳が出る
0=問題なし
1
2
3
4=ひどく問題

質問10:飲み込むことはストレスが多い
0=問題なし
1
2
3
4=ひどく問題

B. 採点

上記の点数を足して、合計点数を四角の中に記入してください。　合計点数（最大40点）

C. 次にすべきこと

EAT-10の合計点数が3点以上の場合、嚥下の効率や安全性について専門医に相談することをお勧めします。

図19　EAT-10

EAT-10の質問はいずれも「飲み込み」を原因として聞いているものですが,「外食に行くのに障害になる」(質問2),「食べる喜びが影響を受けている」(質問7)などの項目は咀嚼障害によっても起こることが考えられます.患者さんの訴えを聞き,口腔機能の低下を疑う際に参考になります.

2. 自記式質問票「聖隷式嚥下質問紙」

自記式質問票「聖隷式嚥下質問紙」(図20)を用います.質問紙において1つでもAに回答がある場合には,「摂食嚥下障害あり」と考えて指導や精査を考慮するとされています[28].口腔機能低下症の診断ツールとしても同様に,1でもAがあった場合において,摂食嚥下機能の低下とみなします.

聖隷式嚥下質問用紙は日医工株式会社のウェブサイト(https://www.nichiiko.co.jp/medicine/swallow/qsheet.php)よりダウンロード可能です.

基準:聖隷式嚥下質問紙の回答にAが1つ以上ある場合

聖隷式嚥下質問紙(自記式質問票)

あなたの嚥下(飲み込み,食べ物を口から食べて胃まで運ぶこと)の状態についていくつかの質問をいたします.
ここ2,3年のことについてお答えください.
いずれも大切な症状ですので,よく読んでA,B,Cいずれかに○をつけてください.

		A	B	C
1	肺炎と診断されたことがありますか?	繰り返す	一度だけ	なし
2	痩せてきましたか?	明らかに	わずかに	なし
3	物が飲み込みにくいと感じることがありますか?	しばしば	ときどき	なし
4	食事中にむせることがありますか?	しばしば	ときどき	なし
5	お茶を飲むときにむせることがありますか?	しばしば	ときどき	なし
6	食事中や食後,それ以外の時に,のどがゴロゴロ(痰がからんだ感じ)することがありますか?	しばしば	ときどき	なし
7	のどに食べ物が残る感じがすることがありますか?	しばしば	ときどき	なし
8	食べるのが遅くなりましたか?	たいへん	わずかに	なし
9	硬いものが食べにくくなりましたか?	たいへん	わずかに	なし
10	口から食べ物がこぼれることがありますか?	しばしば	ときどき	なし
11	口の中に食べ物が残ることがありますか?	しばしば	ときどき	なし
12	食べ物や酸っぱい液が胃からのどに戻ってくることがありますか?	しばしば	ときどき	なし
13	胸に食べ物が残ったり,つまった感じがすることがありますか?	しばしば	ときどき	なし
14	夜,咳で寝られなかったり目覚めることがありますか?	しばしば	ときどき	なし
15	声がかすれてきましたか?(ガラガラ声,かすれ声など)	たいへん	わずかに	なし

* 1つでもAがあれば「嚥下障害あり」,Bだけにいくつかあれば「嚥下障害の疑い」と診断
* Aが3つ以上で「嚥下機能低下」

図20 聖隷式嚥下質問紙(自記式質問票)[23]

section6

6

口腔機能低下(摂食嚥下障害)のスクリーニング法

6 口腔機能低下(摂食嚥下障害)のスクリーニング法

本項では口腔機能低下や摂食嚥下障害のスクリーニング方法をご紹介します．口腔機能低下症にかかわる一部の方法は前の節（5節）で取り上げていますが，状況や場面，患者さんの状態に合わせて使い分けてみてください．

2章1節
2章2節
2章3節
2章4節
2章5節
2章6節
2章7節
2章8節

1 質問紙法による口腔機能のスクリーニング

口腔機能低下（摂食嚥下障害）のスクリーニングには，質問紙法によるものや実測法によるものがあります．ここでは，質問紙法による咀嚼能力自己評価法について紹介します．EAT-10も本法に含まれますが，詳しくは**2章5節**をご参照ください．

関連項目
● 3章2節①

1. 咀嚼に関する質問項目（咀嚼能力自己評価）[1)]

日常の食事における食べものを用いて5段階の硬さの食品名を提示し，普段の食事で噛み切れる食べもののうち，最も硬いものを答えてもらうことで評価します．

咀嚼能力5：硬い食べものをしっかりかみ切ることでできる筋力がないと噛めない食品
咀嚼能力4：歯があるだけでなく，ある程度の力を入れないと噛めない食べもの
咀嚼能力3：歯がないと噛めない食べもの
咀嚼能力2：歯のない顎でも噛める食べもの
咀嚼能力1：舌だけでもつぶれる食べもの

以上を想定し，**表1**に示す食べものを提示して評価を行います．

表1　咀嚼可能な食べもので調べた咀嚼能力分類

咀嚼能力	食品
5	さきいか・たくあん
4	豚ももゆで·生にんじん·セロリ
3	油揚げ·酢だこ·白菜の漬物·干しぶどう
2	ご飯·林檎·つみれ·ゆでたアスパラガス
1	バナナ·煮豆·コンビーフ·ウエハース
1未満	どの食品も噛みきれない

天然歯咬合や適合のよい義歯が装着されているにもかかわらず，「3」「4」「5」の食べものの摂取が困難である場合などは，運動障害性咀嚼障害を疑います．

スクリーニングテスト

関連項目
● 3章2節②

嚥下機能評価はスクリーニング検査と精密検査の２つに大別されます．後者の精密検査には嚥下造影検査（VF）と嚥下内視鏡検査（VE）の２つがゴールドスタンダードとして用いられています．しかしながら，この二者はいずれも特別な機器を必要とし，かつ侵襲を伴うことから，その適応にあたってはスクリーニング検査による情報収集を行い，対象者をふるい分けすることが必要不可欠です．一方スクリーニング検査は精密検査の機器がない環境下でも実施可能であり，臨床的評価に関する知識を有している者であれば誰でも評価が可能な検査です．

スクリーニング検査としては反復唾液嚥下テスト（RSST），フードテスト（FT），改訂水飲みテスト（MWST）の３つが主流で，これに咳テストや頸部聴診法を併用することが多いようです．他にも気管支聴診法や酸素飽和度測定などがあげられますが，近年ではあまり用いられていないため割愛します．

これらの検査のうち，RSST は「介護予防事業」などで頻繁に用いられている嚥下機能のスクリーニングテストです．フードテストはテストフードを用いて口腔の食塊形成と咽頭への送り込みを評価しているために，これらのスクリーニングテストのなかでは最も「口腔機能」の問題を抽出できる検査です．

頸部聴診法はチェアサイドで手軽に実施でき，ミールラウンド（食事観察）でも頻繁に用いることが可能ですので，有用性の高いスクリーニングテストといえます．

1. 反復唾液嚥下テスト (repetitive saliva swallowing test; RSST) [2)]

誤嚥のスクリーニングとして最も簡便な方法です．人差し指で舌骨，中指で甲状軟骨を触知し，30 秒間に何回の空嚥下ができるかをカウントします．甲状軟骨が十分に指を乗り越えたときのみカウントし，3回未満/30秒ではテスト陽性，すなわち誤嚥ありと判断します(**表2**)．誤嚥の検出に対する感度は 0.98，特異度は 0.66 と報告されています．

RSST は特別な器具を必要とせず簡便な方法であるため，すべての環境下で使用可能です．ただし，認知機能の低下した患者さんや指示の通らない患者さんでは実施困難であり，広域の頸部郭清を受けた患者さんでは甲状軟骨の触知が困難であることが多い点は注意を要します．

表2　反復唾液嚥下テストの評価基準

評価方法	基準
30秒間の空嚥下	3回未満で陽性

2. フードテスト (food test; FT) [3)]

茶さじ 1 杯（約 4g）のプリンなどのテストフードを舌背前部に置き嚥下させ，口腔における食塊形成と咽頭への送り込みを評価するテストです．テストフードを嚥下後に反復嚥下を 2 回指示して，そのプロフィールを**表 3** のとおり評価します．評点が 4 点以上の場合は最大 2 回同じテストを繰り返し，最も悪いプロフィールを評点とします．評価方法や評価基準は MWST とほぼ同じですが，嚥下後の口腔内残留を評価する点が異なります．カットオフ値を 4 点とすると，誤嚥の検出に対する感度は 0.72，特異度は 0.62 と報告されています．

表3　フードテストの評価基準

プロフィール	評点
嚥下なし，ムセるand/or 呼吸切迫	1
嚥下あり，呼吸切迫 （不顕性誤嚥の疑い）	2
嚥下あり，呼吸良好，ムセるand/or 湿性嗄声（させい），**口腔内残留中等度**	3
嚥下あり，呼吸良好，ムセない，口腔内残留ほぼなし	4
4に加え，反復嚥下が30秒間に2回可能	5

3. 頸部聴診法 [4)]

聴診器を用いて嚥下前後の呼吸音や嚥下音を聴診し，誤嚥などを同定しようとする方法です．聴診器の接触子は膜型・ベル型のいずれを問いませんが，乳児用などの小型のものを用い，聴診部位は輪状軟骨直下気管・外側で行います．健常例では，清明な呼吸音に続き，嚥下に伴う呼吸停止，嚥下音，嚥下後の清明な呼気が聴取されます．これに対し，長い嚥下音や弱い嚥下音などの異常な嚥下音や，嚥下後の湿性音や嗽音などの異常な呼吸音，ムセに伴う喀出音や喘鳴様呼吸音などが聴取されることもあります．誤嚥の検出に対する感度は 0.84，特異度は 0.71 と報告されています．

本法は特別な指示に従えない患者さんに対しても実施可能で，食事観察場面においても応用できます（**図 1**）．

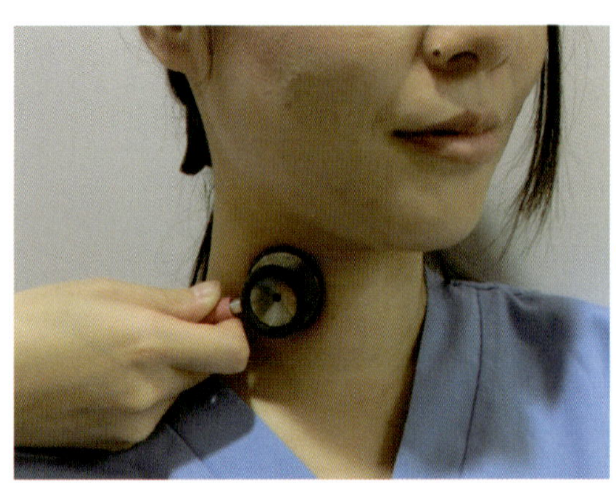

図1　頸部聴診法[5, 6)]
嚥下時の喉頭挙上運動や嚥下に伴う頭頸部の運動を接触子で妨げないようにし，頸動脈の拍動音，喉頭挙上に伴う嚥下時の皮膚振動音が小さく，嚥下音・呼吸音が明瞭な部位である甲状軟骨を触診，続いて輪状軟骨直下・気管外側を触診し，検出部位を設定する．

4. 改訂水飲みテスト (modified water swallowing test; MWST) [7)]

冷水 3mL を口腔底に注いで嚥下させ，誤嚥の有無をみるテストです．冷水の嚥下後に反復嚥下を 2 回指示して，そのプロフィールを**表 4** のとおり評価します．評点が 4 点以上の場合は最大 2 施行を繰り返し，最も悪いプロフィールを評点とします．口腔内に水を入れる際に咽頭に流入することを防ぐため，舌背には注がずに口腔底に注ぐようにする必要があります．カットオフ値を 3 点とすると，誤嚥の検出に対する感度は 0.70，特異度は 0.88 と報告されています．

表4　改定水飲みテストの評価基準

プロフィール	評点
嚥下なし，ムセるand/or 呼吸切迫	1
嚥下あり，呼吸切迫　(不顕性誤嚥の疑い)	2
嚥下あり，呼吸良好，ムセるand/or 湿性嗄声(させい)	3
嚥下あり，呼吸良好，ムセない	4
4に加え，反復嚥下が30秒間に2回可能	5

5. 咳テスト [8)]

刺激物をネブライザーより噴霧し，経口的に吸入させて咳反射の有無を評価するテストです．このテストでは，誤嚥ではなく不顕性誤嚥の存在を評価している点に留意します．刺激物は 1.0w/v%のクエン酸生理食塩水が使用されることが多く，30 秒以内に 1 回も咳反射がみられなかった場合を陽性，すなわち不顕性誤嚥ありと判断され，感度は 0.92，特異度は 0.94 と報告されています（**表 5**）．ネブライザーからの吸入の際はマスクを使用することが望ましいのですが，経口的な吸入を指示しても実施困難な場合は被検者の鼻をつまむことがあります．また，気管切開の施された患者さんでは気切孔から吸入させる必要があります．

表5　咳テストの評価基準

評価方法	評価基準
1.0w/v%のクエン酸生理食塩水をネブライザーで経口的に吸入	30秒以内に1回も咳反射がない場合，陽性

以上のように，スクリーニング検査においては大まかな状態が把握できますが，詳細な評価ではないため，複数のスクリーニング検査を併用することと，必要に応じて精密検査へ移行することが望ましいです．

機器等を用いた機能検査

舌圧測定とオーラルディアコキネシスは本検査に含まれますが，詳しくは**2章5節**で紹介しましたので，ご参照ください．

1.「ペコぱんだ」による簡易舌圧測定[9)]

ペコぱんだ（株式会社ジェイ・エム・エス製）は，舌圧を高める訓練を行うために筆者が開発した訓練ディバイスです（訓練使用時の詳細は**3章2節**「咀嚼機能に関わるトレーニング」参照）．ディバイスを口腔内に挿入し，突起部を口蓋に向けて押し付けるように訓練をするようになっています．突起部がつぶれると小さく“ペコッ”と音がするようになっており，押しつぶされたかどうかの確認ができます（**図2**）．

ディバイスは，「きわめて軟らかめ」「軟らかめ」「やや軟らかめ」「普通」「硬め」の５種類の硬度があり，それぞれ，5, 10, 15, 20, 25, 30kPa で押しつぶせるように設定されています．これを用いることによって，正確性には欠くものの，舌圧の目安を測定することが可能です．

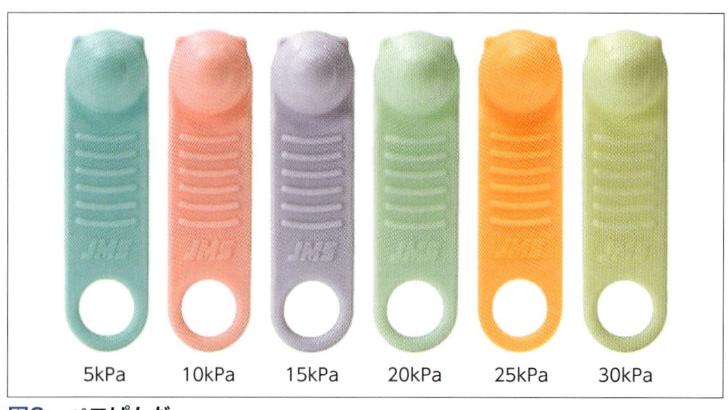

図2　ペコぱんだ

2. 鼻咽腔閉鎖機能検査[10, 11)]

①鼻息鏡による呼気の鼻漏出検査

「アー」と発声させ，発声途中に鼻息鏡を鼻孔下方に差し入れ，鏡のくもり方によって呼気の鼻漏出を評価します（**図3**）．その際，鼻呼吸によるくもりを検出しないように，発声が開始されたのを確認後，鼻息鏡を鼻孔下方に差し入れるようにします．呼気鼻漏出の程度を，なし：(−)，2cm 未満：(+)，2cm 以上：(++) の３段階で評価します．

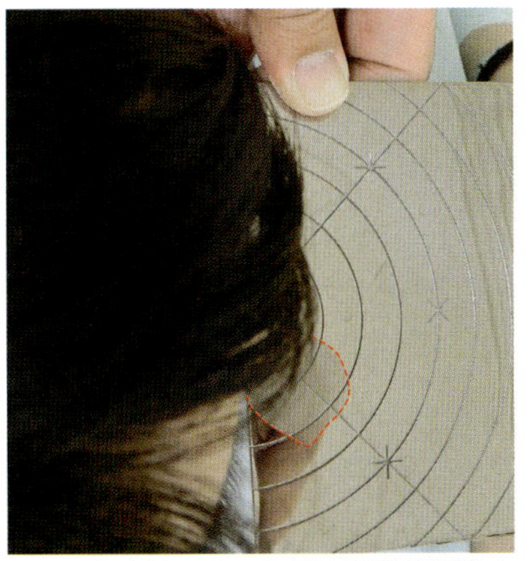

図3　鼻息鏡による鼻咽腔閉鎖機能検査
鼻から空気が漏れると鏡がくもる（点線で囲った部分）.

②ブローイング検査

水の入ったコップにストローを5cm程度差し込み，ブクブクと泡立つように息を吹き込み，その持続時間を測定します．この際，大きく息を吸ってから，できるだけ長い時間泡立てるようにします．健常者では10秒以上持続できます．鼻漏出が確認された場合は，手指を用いて外鼻孔を閉鎖し，もう一度ブローイングを行わせます．外鼻孔開放時と閉鎖時のブローイング時間の比を，ブローイング比として測定を行います．

このブローイング時間測定時に，鼻息鏡を用いて上述の鼻漏出の程度の測定もできます（図4）.

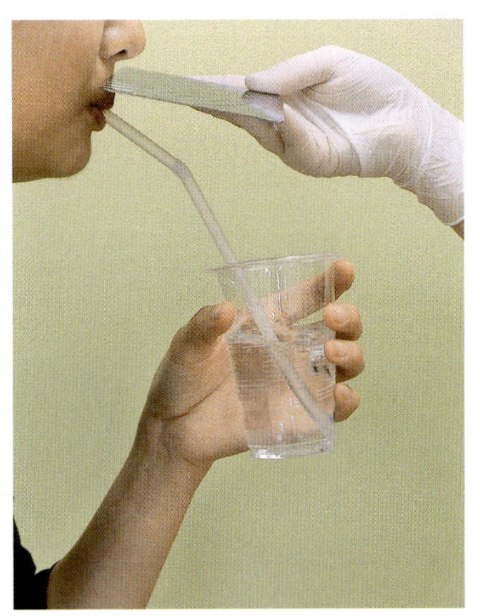

図4　ブローイング検査
本図では，ブローイング（吹く動作）時の鼻からの息の漏れの程度を評価することで，鼻咽腔閉鎖機能検査も同時に行っている.

section 7

7

認知面のフレイル

7 認知面のフレイル[1~5)]

日本の認知症患者数は2012年時点で約462万人，65歳以上の高齢者の約7人に1人と推計されています[6)]．さらに，軽度認知障害（MCI:mild cognitive impairment）と推計される約400万人を合わせると，団塊の世代が75歳以上となる2025年には，認知症患者数は700万人前後に達し，65歳以上の高齢者の約5人に1人を占める見込みだといわれています．人口の高齢化に伴い高齢の歯科患者も増加し，認知症患者の歯科受診の増加も予想されます．

最近では，認知症の患者さんを地域で支えようという運動が活発になり，「オレンジリング」，「認知症サポーター」などの活動について耳にする機会が多くなってきたかと思います．認知機能の低下や認知症の初期の症状を早めに歯科医院でとらえて関わることは大変重要と考えます．

認知症について，歯科医院には以下の2つに注目する必要があります．ひとつには，認知症の発症を早めに気づく地域の医療機関としての役割をもつこと．そして，もうひとつには，認知症の発症や認知機能の低下に伴い，われわれの歯科治療の方針や内容を大きく変える必要があるという点です．

長く歯科医院に通院してくれていた高齢の患者さんの行動や言動に少し「？」を感じたことはありませんか？　歯科医院で必要な認知症の知識と対応について述べます．

2章1節
2章2節
2章3節
2章4節
2章5節
2章6節
2章7節
2章8節

1 歯科医院って？ ― 認知症に対する役割

歯科医院は，ある意味特異な医療機関といえます．痛みや出血など症状がなくなり，齲蝕や歯周病，歯の欠損といった口の病気がいったん治癒をみた患者さんに対しても，長く継続して受診させるといったスタイルをとります．そして，おじいちゃん・おばあちゃんからお孫さんまで，世代をまたいで家族中で通院してくれている，ほかにはない医療機関といえます．

さてここで，継続して受診してくれている患者さんに**表1**のような変化はないでしょうか？[7)]こうした，認知症の初期に現れる短期記憶の障害や時間見当識障害，社会性の欠如などのさまざまな症状は，歯科受診の際に読み取れるかもしれません．認知症の初期には，意欲低下や嗅覚の低下なども比較的早く現れ，口腔衛生状態の維持に大きな影響を与える可能性もあります．これまで，しっかり歯ブラシができていた患者さんの口腔内の変化から，このような初期症状が読み取れるかもしれません．

最近では，認知症を早期に診断し，適切な介入を行うことで，その進行を防止するといったさまざまな取り組みが試みられ成果を上げています．まずは，患者さんの家族に，「おじいさま，最近ご家庭での様子で変わったことありませんか？」と声をかけてあげてください．認知症の早期発見に一役買えるかもしれません．

表1　歯科医院に通う患者さんに, こんなことはありませんか?[7]

- 予約を間違えて来院する
- 予約カードなどを頻繁に忘れる
- 受付でお札を使って会計する(細かい計算ができない)
- 身なりが汚れている
- 診察室からの出口がわからない(出入口を間違える)
- 義歯が口腔内に装着されているかどうかわかっていない
- 口腔衛生状態が悪化する
- 義歯をたびたび紛失する

一方で, 歯科医療とは患者さんからすればどのようなイメージでしょうか? 「怖い」,「痛い」,「時間がかかる」,「何度も通わないといけない」…….さて, こんなイメージの歯科医療に認知症の高齢者は対応できるのでしょうか? 多くの認知症の高齢者は歯科受診から遠ざかってしまうのが実情です. また, 歯科医療では, 患者さんの訴えや症状を聴きながら診療を進める場面や, 患者さんに細かな指示をしながら義歯をつくっていくといった診療スタイルがあります. こうした診療の場面においても, 認知症の高齢者の場合は感情や意思の表出が難しくなったり, 細かな指示に従えなくなったりと, 質の高い歯科医療を受けるにはさまざまな困難に直面することがあります.

2 認知症にみられる口腔の諸問題

認知症を発症すると, 早い段階から活動性の低下や嗅覚・味覚の低下などに続き, 口腔衛生管理の自律性が大きく損なわれます. また, 痛みや違和感を高次脳レベルで認知しにくくなります. さらに, 自分の意思や訴えを他人に対して表出することが困難になりますので, 口腔の問題に対しての訴えが少なくなり, 歯科医院を受診する機会が少なくなります. 一方で, 物の向きや道具の意味がわからなくなる症状のために, 義歯の着脱や管理が困難になります. また, 日常生活の介助に対して拒否がみられることも多くみられ, 歯科を受診する能力は著しく低下します. 痛みを伴ったり, 長時間に及んだりする歯科治療を受けてくれなくなります. 加えて, 認知症が中程度になると脳の変性に伴って運動障害は進行し, 咀嚼機能が低下します. 口腔の自浄作用の低下に伴い, 口腔内の環境はさらに悪化し, 齲蝕や歯周病が併発しやすくなります. 認知症がさらに重度になると運動機能が著しく低下し, これにより咀嚼機能は著しい障害を受けます.

3 歯科医院でできる簡単な検査

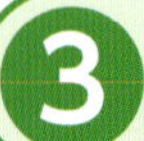

動画で確認
7. 義歯装着行動観察

1. 義歯の装着行動観察[4)]

歯を失った高齢者にとって，義歯の使用は口腔機能を維持する要（かなめ）となります．ここでは，義歯の管理について考えてみましょう．**図 1** に示した義歯はすべて同じものです．高齢者が，義歯の上下左右間違えずに装着できるためには，物の形を理解し，その向きを正しく認識しなければなりません．認知症高齢者が義歯の着脱が困難になる原因の一つに，義歯という道具の意味が分からなくなる意味記憶の障害とともに，こうした物の向きがわからなくなることも影響します．部分床義歯の場合,義歯を装着しなくなると 1 週間もしないうちに残存歯が移動し，装着が困難となります．早期から家族などによる介助を要することになります．

義歯を装着する動作を観察することで，義歯の管理能力が維持されているか知ることができます．わざと上下左右あべこべにした状態で義歯を患者さんに手渡して，義歯を装着する様子を観察します（**表 2**）．

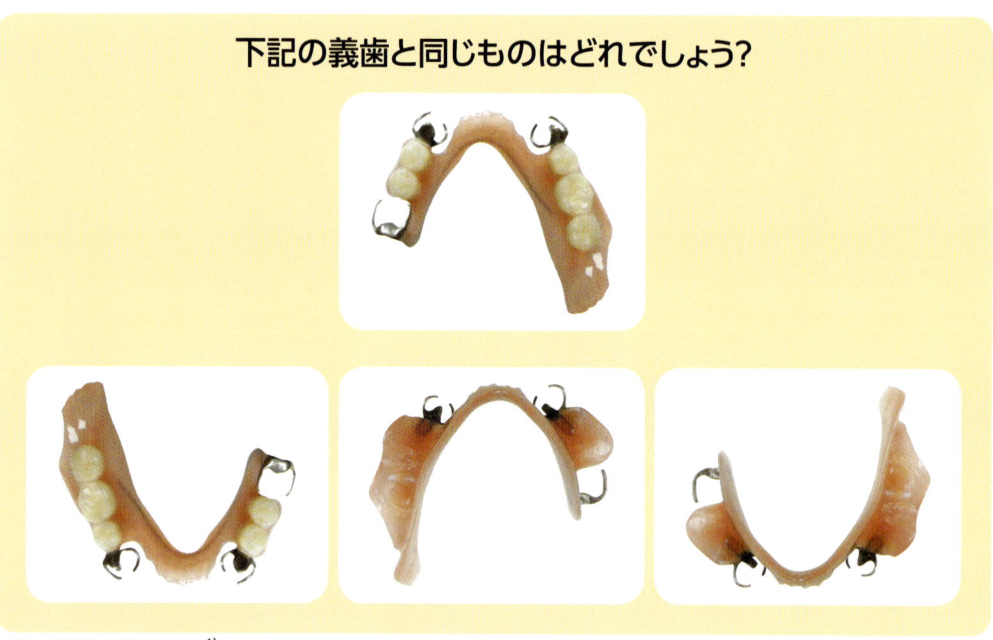

図1　義歯の向き検査[4)]
わざと上下左右を装着方向と異なる向きで患者に義歯を手渡す. その後, 患者の義歯装着に関わる行動を観察する.

表2　義歯を装着する動作を観察する

「義歯を入れてください」と指示して，
- 1回で方向を合わせて装着可能
- 口に入れようとして合わせ直し，装着(口に入れていない)
- 口に入れてしまって，間違いに気づく
- 間違いに気づかない，装着できない

2. 歯の位置検査

認知症では，物の向きだけでなく空間の把握も難しくなります．「今後も歯磨きを自立してうまくできるか，簡単な検査をしてみましょう」といって検査を勧めます．「では，右上の奥歯の裏側を磨いてみてください」と患者さんにお願いします（**表 3**）．上顎臼歯部舌側に正確に歯ブラシが当てられるか観察します．これが難しくなっているようだと，口腔衛生の自立が困難と判断されます．口腔衛生指導に工夫を加えるか，家族の手助けが必要になっている時期と考えられます．

8020 達成者は半数を超えたと報告されています．この運動が始まった 30 年前には，80 歳の残存歯は平均 3 本程度であったことから考えると，急激な伸びといえます．なぜこれほどまでに歯が残る高齢者が増えたのかといえば，口腔の衛生状態を守れば歯の喪失の原因である齲蝕や歯周病の予防が可能であるということが多くの国民に浸透し，実践されたからです．

一方で，ひとたび口腔衛生状態が悪化すれば，歯の喪失は一気に進んでしまいます．口腔衛生状態を維持するために必要な「歯磨き」の手順は，決して単純ではなく，そして実行と質を保つには自発性と遂行機能の維持が大切です．認知症高齢者ではその遂行は困難であり，歯科疾患が一気に進行します．一方で，手続き記憶の残存から，重度の認知症高齢者であっても一見すると歯磨きを行えているようにみえることもあります．その場合，歯磨き行為は自立と判断されて介助が入らない場合があります．こうした場合は認知症高齢者がみずからの手で疾患予防の質を担保できる歯磨き行為は困難であり，手続き記憶が間違った自立の判断の原因となるので注意が必要です．

表3　歯の位置検査

「右上の奥歯の内側を磨いてください」と指示して，
- 場所を間違えずに巧みにブラッシングする
- 場所を間違えたが巧みにブラッシングする
- 場所は合っていたがブラッシングに巧緻性がない
- 理解できない（ブラッシングできない）

3. 歯数の問い合わせ検査

認知症になると，物を数えたり計算したりすることなどが苦手になります．まず，自分の歯の数が何歯あるか患者さんに尋ねてみてください．自分の歯が何歯あり，それがどこにあるのか理解していなければ口腔ケアの自立もおぼつかないといってよいでしょう（**表 4**）．

表4　歯数の問い合わせ検査

「自分の歯は何本ありますか?　上に何本，下に何本?」と聞かれて，
- 3歯以内の差で合っている
- 5本以内の差
- 5本以上の差
- 答えられない

4 認知面の低下に気づいたら，歯科は何をするのか?

認知症の進行に伴う知的な機能の低下とともに，運動機能の低下もみられます．次第に患者自身での口腔内の管理が困難になり，家族などの介護者による管理や歯科医療者の専門的な管理の必要性が生じてきます．

歯科医療に対する受療能力が保たれている認知症の初期段階であれば，集中的かつ積極的な介入により口腔内の整備が可能です（**表 5**）[4,5]．予後不良を予想できる歯に関しては抜歯処置もやむなしとし，積極的な治療が困難になる時期に備えます．さらに，歯周疾患や齲蝕のリスクになると思われる不適合冠の再製なども積極的に行います．この時期に口腔内環境を管理しやすい状態に整備しておくことは，認知症が進行した際に大きな財産となります．

表5　初期認知症患者に対する考え方[4,5]

1. 口腔衛生状態が急激に悪化する可能性がある

- 受診間隔を頻繁にする
- 専門的口腔ケアを実施する

2. 治療への理解や開口保持が早期に困難になる可能性が大きい

次回の受診時は歯科医師の指示に従ってくれないかもしれない．次回の受診は，訪問診療で対応しなければならないかもしれない

- 不良補綴物の撤去再製は速やかに行う
- 抜歯を考慮する歯に対しては，速やかに抜歯を行う（経過観察は治療の機会を逸する可能性がある）
- 可撤性義歯の作り替えは早期に行う（新しいものに対する適応は悪くなる）

“認知症”と突然に診断されたその病名は，これまで長年をともに過ごしてきた家族を困惑させます．これから，どんなことが起きて，どうなっていくのだろうと不安になるでしょう．認知症を示す多くの疾患において，早期より日常生活を介助なしに送ることが困難になります．歯科にまつわる問題も同様です．筆者は，地域住民向けの講座において“認知症になったらまず歯科へ！”と訴えています．つまり，歯科による早期の介入は口腔内にいわゆる「貯金」をつくり，あがらうことが困難な次のステージに備えることができる，ということです．また，筆者の施設では認知症患者さんやご家族のためのリーフレットを用意しています．ダウンロード可能ですのでご利用下さい（**図 2**）．

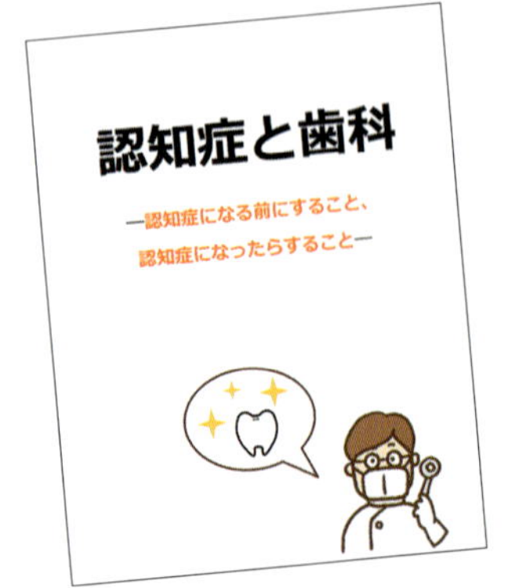

図2　認知症と歯科のリーフレット[1]
日本歯科大学口腔リハビリテーション多摩クリニックのウェブサイトからダウンロード可能

section8

8

栄養の基礎と対応

8 栄養の基礎と対応

「歯科医院に体重計を !!」．筆者が歯科医院の栄養評価の必要性を訴える際によく用いるフレーズです．歯科医院にとっての栄養評価はまず体重測定であると考えられます．身長で補正した「BMI」や，体重の増減をみる「体重変化率」を指標に，まずは患者さんの低栄養の評価やリハビリテーションの効果を測定してください．

1 口腔機能の低下と栄養摂取との関連

歯の喪失と栄養摂取との関連についての報告はこれまでも多くなされています[1～11]．歯の喪失により，特に野菜やナッツ類，肉類の摂取が困難になることから，食物繊維やビタミン，微量元素などの摂取に影響があることが知られています．一方で，たんぱく質やエネルギーの摂取に対する問題はやや複雑です．というのも，残存歯の少ない者に肥満傾向の者が多いという報告も多くあり，これは炭水化物の過剰摂取などが原因ともされているからです．しかしながら，残存歯の少ない患者さんでは低栄養を示す者が多いことも知られており，その影響は二相性を示します．

咀嚼障害の原因が運動障害によるものになると，摂取量そのものが減少を示すために，低栄養を示す傾向は強く現れます．口腔機能低下症の症状の一つとして，また，口腔機能低下症を診断する需要な因子として低栄養を重視する必要があります．

高齢者は低栄養のリスクが高く，摂食嚥下機能の低下，消化吸収機能の低下，ADL の低下による消費エネルギーの減少や，便秘による腹部膨満感からくる空腹感の欠如などさまざまな原因が関係しています．要介護高齢者や高齢入院患者の３～４割にエネルギー・たんぱく質の低栄養状態（protein-energy malnutrition：PEM，血清アルブミン値 3.5g/dL 未満）を示す者が存在するという報告もあります[12]．高齢者医療においてこの低栄養状態（PEM）の早期発見・早期予防は重要です．摂食嚥下機能を司る口の健康を担当する歯科医療者にとって，この役割は大きいものです．フレイルという概念では，身体的に弱った状態ばかりでなく，栄養面での問題も重要視されます．口腔機能を維持し，しっかり栄養をとるという考えは介護予防の観点からも重要です．

② 栄養アセスメント

低栄養の早期発見・予防には，栄養アセスメントを行って栄養状態を評価することが必要です．歯科医療においてはできる限り簡便で，非侵襲的なうえに正確であるものが望ましいところです．高齢者の栄養状態は，その経済状況や介護力など環境因子に多大な影響を受けます．さらには，老人性のうつによる食思不振や認知症による食行動の変化など，心理的因子によっても大きな影響を受けます．それゆえ，栄養アセスメントには，身体計測，生化学検査，臨床診査，食事摂取状況調査などの方法に加えて，栄養状態に強い影響を与える環境要因や心理状態を評価する必要があります（図 1）．

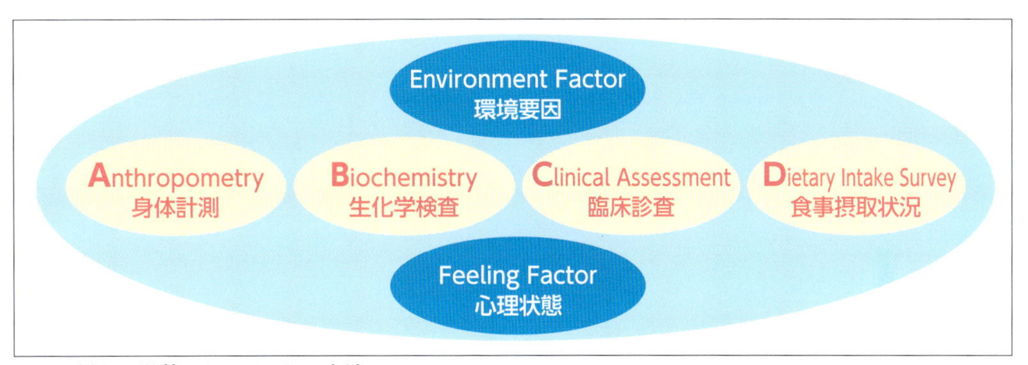

図1　種々の栄養アセスメントの方法

1. 客観的栄養評価法

栄養アセスメントの一般的なものには，血清アルブミン値（ALB），総リンパ球数（TLC），コレステロール値，BMI（body mass index），体重減少率が用いられます．このうち，歯科医院で栄養評価を行うにあたっては，体重を基本としたBMIと体重減少率が簡便で使用しやすいでしょう（表 1）[12]．BMIは身長で補正した静的な栄養状態の指標であり，一方の体重減少率はある一定期間に生じた体重の増減を捕らえており，動的な指標といえます．

BMIは「体重kg÷（身長m× 身長m）」で求められ，18.5 ～ 25未満を標準とし，25以上は肥満，18.5未満をやせ（低栄養）としています．

表1　低栄養状態のリスク判断[12]

リスク分類	低リスク	中リスク	高リスク
BMI	—	18.5～20.0	18.5未満
体重減少率	変化なし	1カ月に3～5%未満の減少 3カ月に3～7.5%未満の減少 6カ月に3～10%未満の減少	1カ月に5%以上の減少 3カ月に7.5%以上の減少 6カ月に10%以上の減少

（参考：血液生化学検査による低栄養の指標）

血清アルブミン値	3.5g/dL未満で低栄養
コレステロール値	160mg/dL未満で低栄養
総リンパ球数	800未満:高度の低栄養 800～1,200未満:中程度の低栄養 1,200～2,000:軽度の低栄養

次に体重減少率は，「(通常体重－現体重) ÷ 通常体重 ×100」で求められ，どのくらいの期間で体重減少が起こったかによってリスクが分類されます．

歯科医院においても，まずは体重を計ることから始まります．頻繁に体重を測定している患者さんばかりではありません．本人の申告に頼ることなく，体重を実際に歯科医院で測ることが重要であると考えています．ですから，歯科医院に体重計を設置することを推奨します．また，立位が不可能な患者さんには，手すりのついた体重計や車椅子ごと，または介助者とともに測定することができる体重計もあります（図2，3）．また，患者さんが通所介護施設（デイサービス）などを利用している場合には，そこでの測定結果を提供してもらうことも重要です．BMIを求めるには，身長が必要となります．しっかり立位をとり，身長の測定が可能であればよいのですが，困難な場合は，聞き取りにしても可能です．もちろん加齢により多少低身長になっていることも予想されますが，大きな違いはありません．通院補助で来院した家族との身長差を参考にしてもよいと思います．

その他に，医療機関からの情報提供があれば，血液生化学検査の検査値も参考になります．

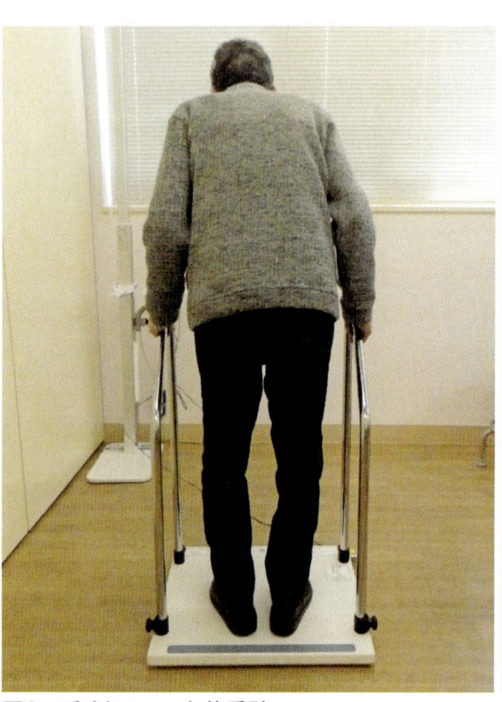

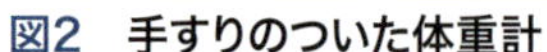

図2　手すりのついた体重計

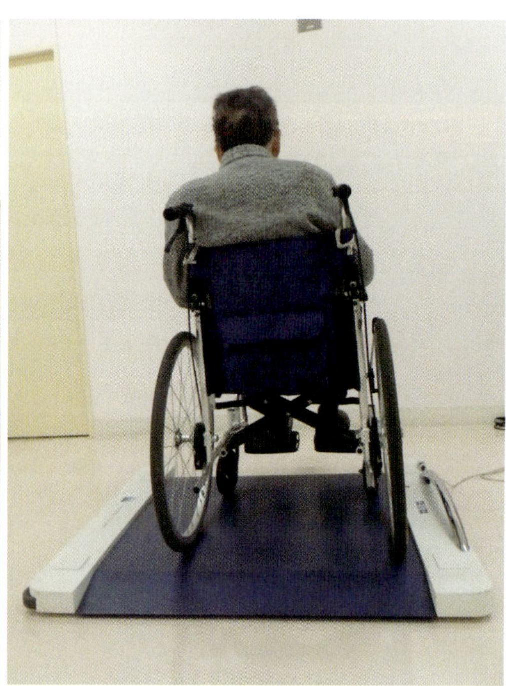

図3　車椅子でも乗れる体重計

2. 包括的栄養評価法

近年，栄養評価には上述の客観的栄養評価法のほかに，包括的栄養評価法であるSubjective Global Assessment (SGA)[13] とMini Nutritional Assessment (MNA)[14〜16] が臨床現場でよく使用されています．

(1) Subjective Global Assessment (SGA：主観的包括的アセスメント)[13)]

Subjective Global Assessment (SGA) は外科の患者評価用に作成されたものですが，高齢者にも利用できます (図4)[13)]．評価項目はA (病歴)，B (身体計測)，Cに分かれており，AおよびBの項目を評価したのち，評価者の主観で，栄養状態良好，中等度の栄養不良，高度の栄養不良，の3つに判別されます．

A 病歴

1.体重の変化

過去6カ月間の体重減少：__________kg　減少率：__________

過去2週間の変化：増加☐　変化なし☐　減少☐

2.平常時と比較した食物摂取の変化

変化なし☐

変化あり：期間__________週　__________日間

タイプ：不十分な固形食☐　完全液体食☐

低カロリー液体食☐　絶食☐

3.消化管症状 (2週間以上継続しているもの)

なし☐　嘔気☐　嘔吐☐　下痢☐　食欲不振☐

4.身体機能

機能不全なし☐

機能不全あり：期間__________週　__________月

タイプ：労働に制限あり☐　歩行可能☐　寝たきり☐

5.疾患、疾患と栄養必要量の関係

初期診断：______________

代謝要求/ストレス：なし☐

軽度☐　中等度☐　高度☐

B 身体計測

(各項目を次の尺度で評価すること：
0＝正常，1+＝軽度，2+＝中等度，3+＝高度)

皮下脂肪の減少 (三頭筋，胸部) __________________________

筋肉量の減少 (大腿四頭筋，三角筋) ________________________

踝部の浮腫________　仙骨部の浮腫________　腹水_______

C 主観的包括的アセスメント

栄養状態良好　A☐

中等度の栄養不良 (または栄養不良の疑い)　B☐

高度の栄養不良　C☐

図4　栄養状態の主観的包括的アセスメントのための項目[13)]

(2) Mini Nutritional Assessement-Short Form (MNA-SF)[14～16]

MNA は，1990 年代にヨーロッパで開発され，さまざまな国でその妥当性が確認された高齢者の栄養評価ツールです．調査票は当初，身体計測評価，全般的評価，食事評価，自己評価の 18 設問 4 項目でしたがその後，短縮版が報告され，MNA-SF として利用されるようになりました（**図 5**）．設問は，A：食事摂取量の問題，B：体重の減少の問題，C：移動能力の問題，D：精神的ストレスや急性疾患の問題，E：認知症，うつの問題，F：BMI からなります．14 点満点で評価し，12 ～ 14 ポイントは正常，8 ～ 11 ポイントは低栄養のリスク有り，0 ～ 7 ポイントは栄養不良と診断します．介護現場での使用も容易で，もちろん歯科医院などでも有効に活用できます．自己評価する部分がなく，すべて客観的なデータを用いるために，意識レベルの低い患者や認知症患者にも適応可能です．

MNA-SF はネスレヘルスサイエンス HP より（https://nestlehealthscience.jp/inform/tool），ダウンロード可能です．

簡易栄養状態評価表
Mini Nutritional Assessment-Short Form
MNA®

Nestlé
NutritionInstitute

氏名:

性別:　　年齢:　　体重:　　kg　身長:　　cm　調査日:

下の□欄に適切な数値を記入し、それらを加算してスクリーニング値を算出する。

スクリーニング

A　過去 3 ヶ月間で食欲不振、消化器系の問題、そしゃく・嚥下困難などで食事量が減少しましたか?
0 = 著しい食事量の減少
1 = 中等度の食事量の減少
2 = 食事量の減少なし

B　過去 3 ヶ月間で体重の減少がありましたか?
0 = 3 kg 以上の減少
1 = わからない
2 = 1～3 kg の減少
3 = 体重減少なし

C　自力で歩けますか?
0 = 寝たきりまたは車椅子を常時使用
1 = ベッドや車椅子を離れられるが、歩いて外出はできない
2 = 自由に歩いて外出できる

D　過去 3 ヶ月間で精神的ストレスや急性疾患を経験しましたか?
0 = はい　　2 = いいえ

E　神経・精神的問題の有無
0 = 強度認知症またはうつ状態
1 = 中程度の認知症
2 = 精神的問題なし

F1 BMI (kg/m²) : 体重(kg)÷[身長 (m)]²
0 = BMI が19 未満
1 = BMI が19 以上、21 未満
2 = BMI が21 以上、23 未満
3 = BMI が 23 以上

BMI が測定できない方は、F1 の代わりに F2 に回答してください。
BMI が測定できる方は、F1 のみに回答し、F2 には記入しないでください。

F2 ふくらはぎの周囲長(cm) : CC
0 = 31cm未満
3 = 31cm以上

スクリーニング値
(最大 : 14ポイント)

12-14 ポイント:　栄養状態良好
8-11 ポイント:　低栄養のおそれあり (At risk)
0-7 ポイント:　低栄養

Ref.　Vellas B, Villars H, Abellan G, et al. *Overview of the MNA® - Its History and Challenges.* J Nutr Health Aging 2006;10:456-465.
Rubenstein LZ, Harker JO, Salva A, Guigoz Y, Vellas B. *Screening for Undernutrition in Geriatric Practice: Developing the Short-Form Mini Nutritional Assessment (MNA-SF).* J. Geront 2001;56A: M366-377.
Guigoz Y. *The Mini-Nutritional Assessment (MNA®) Review of the Literature - What does it tell us?* J Nutr Health Aging 2006; 10:466-487.
Kaiser MJ, Bauer JM, Ramsch C, et al. *Validation of the Mini Nutritional Assessment Short-Form (MNA®-SF): A practical tool for identification of nutritional status.* J Nutr Health Aging 2009; 13:782-788.

さらに詳しい情報をお知りになりたい方は、www.mna-elderly.com にアクセスしてください。

図5　MNA-SF

3 必要栄養量の把握(表2)

必要なエネルギー量は，身長・体重と活動量や疾患などのストレスを考慮して推定します．一般に，基礎代謝量をHarris-Benedict（ハリス・ベネディクト）式を用い計算しますが，簡易法として，体重（kg）あたり25～30 kcalが必要と考えて計算することもあります．

たんぱく質は，人体の構成成分であり，生命活動維持に必須の栄養素です．たんぱく質が不足すると，筋たんぱく質の崩壊につながり生命の危機にさらされます．疾病の状態や異化代謝亢進などを加味しながら必要量を検討し，栄養評価により調整します．

栄養の必要量を把握したうえで，経口摂取量を推定します（連続した3日間の平均摂取量の算出）．現在の体重を維持するためにはどの程度のエネルギー量が必要なのか判断することになりますが，現在の体重が極端に少ない場合には，標準体重（身長〔m〕×身長〔m〕×22〔日本肥満学会は，BMI＝22を標準体重としている〕）を参考にします．

また，摂取水分量と排泄量をチェックしながら，脱水などにも注意が必要です．人体の構成成分の60％を水分が占めており，体内水分の10％が喪失すると機能障害が出現し，20％が失われると生命維持が困難となります．高齢者の場合，水分が不足すると容易に脱水を生じます．また，摂食嚥下障害の患者さんにとって水は最も飲みにくい食品の一つであり，患者さんには容易に脱水が生じます．脱水の指標として，口腔乾燥や，手掌や腋下などの湿潤度も重要な所見です．尿量や尿の色なども参考になります．

表2　必要エネルギー量, 必要たんぱく質量, 必要水分量の推定方法

必要エネルギー量(kcal/日)	簡易法:必要エネルギー量=体重(kg)×25～30
必要たんぱく質量	正常成人(日常生活)　体重(kg)×0.8g/日
必要水分量	簡易必要水分計算式(mL)=35×体重(kg) =1mL×摂取熱量(kcal)

4 歯科医院での考え方[17)]

関連項目
● 3章4節

上記のアセスメント法などを用いて，患者さんの低栄養のリスクを評価することになります．たとえば，毎月通院してくる患者さんについて，3カ月前から3kgの体重減少が明らかになったとします．体重1kg減あたり約7,000kcalのエネルギー不足が生じているとされるため，毎月約7,000kcalの摂取不足が生じていたと考えられます．お茶碗1杯（150g）のご飯は，だいたい250kcalに相当します．つまり，毎日お茶碗1杯分のエネルギー摂取が不足していた計算になります（ちなみに，250kcalのエネルギーを積極的に消費しようとした場合には早歩きで80分のウォーキングが必要となります）．もし，こうしたエネルギー不足とそれに伴う体重減少が口腔の問題で引き起こされているとしたら，非常に大きな問題としてとらえるべきです．

これまで，歯科は，「どんなものが食べられるか？」といった視点で考えていたと思います．つまり，「どんな固いものが食べられるか」といった視点です．口腔機能低下症をもとに考えたときには，「どのくらい食べているか？」といった視点も重要となります．

1節文献

1）全国歯科衛生士教育協議会監修. 最新歯科衛生士教本　高齢者歯科　第2版. 医歯薬出版, 2013. 108頁.
2）国立病院機構東京医療センター薬剤部. 簡易懸濁法データベース.
http://www.ntmc.go.jp/p_sect/contents/17.html
3）浦部晶夫, 島田和幸, 川合眞一編. 今日の治療薬2017　解説と便覧. 南江堂, 2017.
4）藤島一郎監修, 倉田なおみ編. 内服薬　経管投与ハンドブック 第3版－簡易懸濁法可能医薬品一覧－. じほう, 2015.
5）佐川賢一, 木村利美監修. 錠剤・カプセル剤粉砕ハンドブック　第7版. じほう, 2015.

2節文献

1）葛谷雅文, 秋下雅弘編. ベッドサイドの高齢者の診かた. 南山堂, 2008. 97頁.
2）米国国立老化研究所, 東京都老人総合研究所運動機能部門著, 青柳幸利監修. 高齢者の運動ハンドブック. 大修館書店, 2001. 88-90頁.
3）医療情報科学研究所編集. 病気がみえる　Vol.7 脳・神経　第5版. メディックメディア, 2016. 466頁.
4）医療情報科学研究所編集. 病気がみえる　Vol.7 脳・神経　第5版. メディックメディア, 2016. 278頁.
5）医療情報科学研究所編集. 病気がみえる　Vol.7 脳・神経　第5版. メディックメディア, 2016. 292頁.
6）医療情報科学研究所編集. 病気がみえる　Vol.7 脳・神経　第5版. メディックメディア, 2016. 277頁.
7）医療情報科学研究所編集. 病気がみえる　Vol.7 脳・神経　第5版. メディックメディア, 2016. 249頁.
8）戸塚靖則, 高戸　毅監修. 口腔科学. 朝倉書店, 2013. 162頁.
9）Norman K, Stobäus N, Gonzalez MC, et al. Hand grip strength: outcome predictor and marker of nutritional status. Clin Nutr. 2011;30(2):135-142.
10）Chen LK, Liu LK, Woo J, et al. Sarcopenia in Asia: consensus report of the Asian Working Group for Sarcopenia. J Am Med Dir Assoc. 2014;15(2):95-101.
11）Butler SG, Stuart A, Leng X, et al. The relationship of aspiration status with tongue and handgrip strength in healthy older adults. J Gerontol A Biol Sci Med Sci. 2011 ;66(4):452-458.
12）医療情報科学研究所編集. 病気がみえる　Vol.7 脳・神経　第5版. メディックメディア, 2016. 187頁.
13）飯島勝矢. サルコペニア危険度の簡易評価法「指輪っかテスト」. 臨床栄養. 2014；125(7)：788-789.

4節文献

1）才藤栄一, 植田耕一郎監修. 摂食嚥下リハビリテーション　第3版. 医歯薬出版, 2016.
2）Kikutani T, Tamura F, Nishiwaki K, et al. Oral Motor Function and Masticatory Performance in the Community-Dwelling Elderly. Odontology. 2009;97(1):38-42.
3）菊谷　武編著, 田村文誉, 西脇恵子著. 高齢者の口腔機能評価NAVI　DVDビデオ付き. 医歯薬出版, 2010. 56-58頁.
4）医療情報科学研究所編集. 病気がみえる　Vol.7 脳・神経　第5版. メディックメディア, 2016. 240頁.
5）菊谷　武編著, 田村文誉, 西脇恵子著. 高齢者の口腔機能評価NAVI　DVDビデオ付き. 医歯薬出版, 2010. 51頁.
6）医療情報科学研究所編集. 病気がみえる　Vol.7 脳・神経　第5版. メディックメディア, 2016. 239頁.
7）菊谷　武編著, 田村文誉, 西脇恵子著. 高齢者の口腔機能評価NAVI　DVDビデオ付き. 医歯薬出版, 2010. 63頁.

5節文献

1）日本歯科医学会. 口腔機能低下症関する基本的な考え方　令和2年3月.
https://www.jads.jp/basic/pdf/document-200401-2.pdf
2）水口俊介, 津賀一弘, 池邉一典, ほか. ポジションペーパー　高齢期における口腔機能低下　―学会見解論文　2016年度版―. 老年歯科医学. 2016；31(2)：81-99.
https://www.jstage.jst.go.jp/article/jsg/31/2/31_81/_article/-char/ja
3）Kikutani T, Tamura, F, Tashiro, H, et al. Relationship between oral becteria count and pneumonia onset in elderly nursing home residents, Geriatr Gerontol Int. 2015；15：417～421.
4）Kikutani T, Tamura F, Takahashi, Y, et al. A novel rapid oral bacteria detection apparatus for effective oral care to preventpneumonia, Gerodontology. 2011；29：e560～e565.
5）久野彰子, 菊谷　武, 田代晴基, ほか. 舌背からの試料採取圧が採取される細菌数に及ぼす影響. 老年歯学. 2010；24：354～359
6）田代晴基, 田村文誉, 平林正裕, ほか. 新しい簡易口腔内細菌数測定装置の介護現場における臨床応用, 障歯誌. 2012；33：85～89.
7）Fukushima Y, Yoda T, Araki R, et.al. Evaluation of oral wetness using an improved moisture-checking device for the diagnosis of dry mouth. Oral Science International. 2017；14(2)：33-36.
8）Kohler PF, Winter ME. A quantitative test for xerostomia. The Saxon test, an oral equivalent of the Schirmer

test. Arthritis Rheum. 1985;28(10):1128-1132.
9) Takahashi F, Morita O. Evaluation of the usability of modified Saxon test, Prosthodont. Res. Pract. 2003;2(1):82-87.
10) 菊谷　武編集. 西脇恵子, 田村文誉著. 介護予防のための口腔機能向上マニュアル. 建帛社. 2006.
11) Duffy JR. Motor Speech Disorders:Substrates, Differential Diagnosis, and Management 3rd edition. Mosby, 2012.
12) 日本老年歯科医学会.「口腔機能低下症」の診断ー2016年度版ー. 2016.
http://www.gerodontology.jp/committee/file/oralfunctiondeterioration_record.pdf
13) 伊藤加代子, 葭原明弘, 高野尚子, ほか. オーラルディアドコキネシスの測定法に関する検討. 老年歯科医学. 2009;24(1):48-54.
14) Watanabe Y, Hirano H, Arai H, et al. Relationship Between Frailty and Oral Function in Community-DwellingElderly Adults. J Am Geriatr Soc. 2017;65(1):66-76.
15) 津賀一弘. 高齢者の口腔機能向上への舌圧検査の応用. 日補綴会誌. 2016;8(1):52-57.
16) 岡山浩美, 田村文誉, 戸原　雄, 菊谷　武. 要介護高齢者の舌の厚みに関する研究. 障歯誌. 2010;31:723-729.
17) Utanohara Y, Hayashi R, Yoshikawa M,et al. Standard values of maximum tongue pressure taken using newly developed disposable tongue pressure measurement device. Dysphagia. 2008;23(3):286-290.
18) 菊谷　武. 歯科診療室におけるオーラルフレイルへの対応. 老年歯科医学. 2017;31(4):412〜416.
19) Tanaka Y, Shiga H. Masticatory performance of the elderly as seen from differences in occlusal support of residual teeth. J Prosthodont Res. 2018. doi:10.1016/j.jpor.2018.01.007.
20) Sagawa K, Kikutani T et. al:Tongue function is important for masticatory performance in the healthy elderly J Prosthodont Res. 2018. In press.
21) Nokubi T, Yoshimuta Y, Nokubi F, et al. Validity and reliability of a visual scoring method for masticatory ability using test gummy jelly. Gerodontology. 2013;30(1):76-82.
22) 小野高裕, 増田裕次. 成人〜高齢者向け　咀嚼機能アップBOOK. クインテッセンス出版, 2018, 59頁.
23) Belafsky PC, Mouadeb DA, Rees CJ, et al. Validity and reliability of the Eating Assessment Tool(EAT-10). Ann Otol Rhinol Laryngol. 2006;117(12):919-924.
24) 若林秀隆. 嚥下障害とフレイルはこう関連する. Modern Physician. 2015;35:880-885.
25) Igarashi K, Kikutani T, Tamura F. Survey of suspected dysphagia prevalence in home-dwelling older people using the 10-Item Eating Assessment Tool (EAT-10). PLoS One. 2019 Jan 23;14(1):e0211040.
26) 若林秀隆. 摂食嚥下スクリーニングツール質問紙表EAT-10日本語版作成と信頼性・妥当性の検証. 静脈経腸栄養. 2014;29:871-876.
27) 藤島一郎, 栢下　淳. 嚥下スクリーニングツール「EAT-10」と有用性. 臨床栄養. 2014;125:334-341.
28) 大熊るり, 藤島一郎, 小島千枝子, ほか. 摂食・嚥下障害スクリーニングのための質問紙の開発. 日摂食嚥下リハ会誌. 2002;6(1), 3-8.

6節文献

1) 那須郁夫, 斎藤安彦. 全国高齢者における健康状態別余命の推進, とくに咀嚼能力との関連について. 日衛誌. 2006;53(6):411-423,2006.
2) 才藤栄一, 植田耕一郎監修. 摂食嚥下リハビリテーション　第3版. 医歯薬出版, 2016.129頁.
3) 才藤栄一, 植田耕一郎監修. 摂食嚥下リハビリテーション　第3版. 医歯薬出版, 2016.130-131頁.
4) 才藤栄一, 植田耕一郎監修. 摂食嚥下リハビリテーション　第3版. 医歯薬出版, 2016.161-166頁.
5) Takahashi K , Groher ME , et al Methodology for Detecting Swallowing Sounds. Dysphagia. 1994;9: 54-62.1994.
6) 高橋浩二. ビデオ版　頸部聴診による嚥下障害診断法. 医歯薬出版, 2002.
7) 才藤栄一, 植田耕一郎監修. 摂食嚥下リハビリテーション　第3版. 医歯薬出版, 2016.129-130頁.
8) 才藤栄一, 植田耕一郎監修. 摂食嚥下リハビリテーション　第3版. 医歯薬出版, 2016;160-161頁.
9) 菊谷 武, 西脇恵子. これ, いいね!「ペコぱんだ」を利用した舌のレジスタンス訓練. 日本歯科評論. 2013;73(9):133-136.
10) 日本聴能言語士協会講習会実行委員会編集. 口蓋裂・構音障害. 共同医書出版社, 2001. 105-108頁.
11) 戸塚靖則, 高戸　毅監修. 口腔科学. 朝倉書店, 2013. 915-916頁.

7節文献

1) 日本歯科大学口腔リハビリテーション多摩クリニック. 認知症と歯科ー認知症になる前にすること, 認知症になったらすることー.
http://dent-hosp.ndu.ac.jp/nduhosp/tama-clinic/useful/
2) 日本老年歯科医学会. 認知症患者の歯科的対応および歯科治療のあり方:学会の立場表明. 2015.

http://www.gerodontology.jp/publishing/file/guideline/guideline_20150527.pdf
3）森戸光彦, 山根源之, 櫻井薫, 羽村　章, 下山和弘, 柿木保明編. 日本老年歯科医学会編集協力. 老年歯科医学. 医歯薬出版, 2015.
4）菊谷　武. 認知症患者に歯科ができること. The Quintessence. 2016;35(2):84-95.
5）菊谷　武. 認知症患者に対する歯科治療ゴール設定. 日本歯科評論. 2010；70(2)：112-117.
6）内閣府. 平成28(2016)年版高齢社会白書.
http://www8.cao.go.jp/kourei/whitepaper/w-2016/zenbun/28pdf_index.html
7）安藤一也, 杉村公也. リハビリテーションのための神経内科学. 医歯薬出版, 1999.

8節文献

1）Wakai K, Naito M, Naito T, et al. Tooth loss and intakes of nutrients and foods: a nationwide survey of Japanese dentists. Community Dent Oral Epidemiol. 2010；38:43-49.
2）Yoshihara A, Watanabe R, Nishimuta M, et al. The relationship between dietary intake and the number of teeth in elderly Japanese subjects. Gerodontology. 2005;22:211-218.
3）Yoshida M, Kikutani T, Yoshikawa M, et al. Correlation between dental and nutritional status in community-dwelling elderly Japanese. Geriatr Gerontol Int. 2010;11:315-319.
4）Ikebe K, Matsuda K, Morii K, et al. The relationship between oral function and body mass index among independently living older Japanese people. Int J Prosthodont. 2006;19:539-546.
5）Okada K, Enoki H, Izawa S, et al. Association between masticatory performance and anthropometric measurements and nutritional status in the elderly. Geriatr Gerontol Int. 2010;10:56-63.
6）Marcenes W, Steele JG, Sheiham A, Walls AW. The relationship between dental status, food selection, nutrient intake, nutritional status, and body mass index in older people. Cad Saude Publica 2003;19:809-816.
7）Dion N, Cotart JL, Rabilloud M. Correction of nutrition test errors for more accurate quantification of the link between dental health and malnutrition. Nutrition 2007;23:301-307.
8）Kikutani T, Yoshida M, Enoki H, et al. Relationship between nutrition status and dental occlusion in community-dwelling frail elderly people. Geriatr Gerontol Int 2013;13:50-54.
9）日本病態栄養学会編：認定NSTガイドブック. メディカルビュー, 2004.
10）Bernstein LH, Shaw-Stiffel TA, Schorow M, et al. Financial implications of malnutrition. Clin Lab Med. 1993;13(2):491-507.
11）菊谷　武, 吉田光由, 菅　武雄ほか. 栄養ケア・マネジメントにおける歯科の役割. 日歯医学会誌. 2007；26：36-41.
12）杉山みち子. 高齢者のPEM改善のための栄養管理サービス. 臨床栄養. 1999；94(4)：406-411.
13）Detsky AS, et al. Evaluating the accuracy of nutritional assessment techniques applied to hospitalized patients: methodology and comparisons. JPEN J Parenter Enteral Nutr. 1984 8: 153-159.
14）Guigoz Y, Vellas B, Garry PJ. Assessing the nutritional status of the elderly: The Mini Nutritional Assessment as part of the geriatric evaluation. Nutr Rev. 1996 54 (1 Pt 2): S59-65.
15）Kuzuya M, Kanda S, Koike T, et al. Evaluation of Mini-Nutritional Assessment for Japanese frail elderly. Nutrition. 2005；21: 498-503.
16）葛谷雅文. 在宅高齢者におけるMNAの有用性. In：葛谷雅文, 酒元誠治編集. MNA在宅栄養ケア　在宅高齢者の低栄養予防と早期発見. 医歯薬出版, 2015.13-17.
17）菊谷　武. 栄養改善を目標とした運動障害性咀嚼障害患者への取り組み. 日補綴会誌. 2015；7(2)：102-105.

3章

オーラルフレイルに「対応する」

チェアサイドの実際，歯科としてできること

動画で確認 3章の動画

3章の動画

3章には以下の項目について動画があります．

4節 咀嚼機能を考慮した食事指導

▶126頁 1．ペースト食の咀嚼
▶126頁 2．押しつぶしの咀嚼
▶126頁 3．通常の咀嚼
▶126頁 4．ビデオA（咀嚼の外部評価）
▶126頁 5．ビデオB（咀嚼の内部評価）
▶126頁 6．ビデオC（咀嚼の外部評価）
▶127頁 7．均一に咀嚼された試験食
▶127頁 8．一部不均一に咀嚼された試験食
▶127頁 9．不均一に咀嚼された試験食

section 1

1

口腔機能低下症に対応するための考え方・症型分類

1 口腔機能低下症に対応するための考え方・症型分類

本節の記述に関しては診療報酬の基準と合致しない内容が含まれていますが，口腔機能低下症といわれるなかでも，咀嚼障害を訴えてきた患者さんのうち運動障害性咀嚼障害を疑う患者さんには，下記のような症型と重症度で判断し，対応することが可能です（**図1**）．
まず，その障害の程度をグミテストによって咀嚼力の定量化をします．その後に原因を明らかにし，症型と重症度を判断し対応をします．

関連項目
● 2章5節⑥

1．まずは咀嚼力を検査する

グルコセンサー（ジーシー）により咀嚼能力の検査を行います（測定方法は**2章5節**を参照）．100mg/dL をカットオフとして咀嚼機能低下の有無と重症度を評価します（診療報酬上は，100mg/dL をカットオフとしていますが，天然歯で臼歯部咬合が維持されている場合には 150mg/dL をカットオフとしたほうが良い場合があります）．

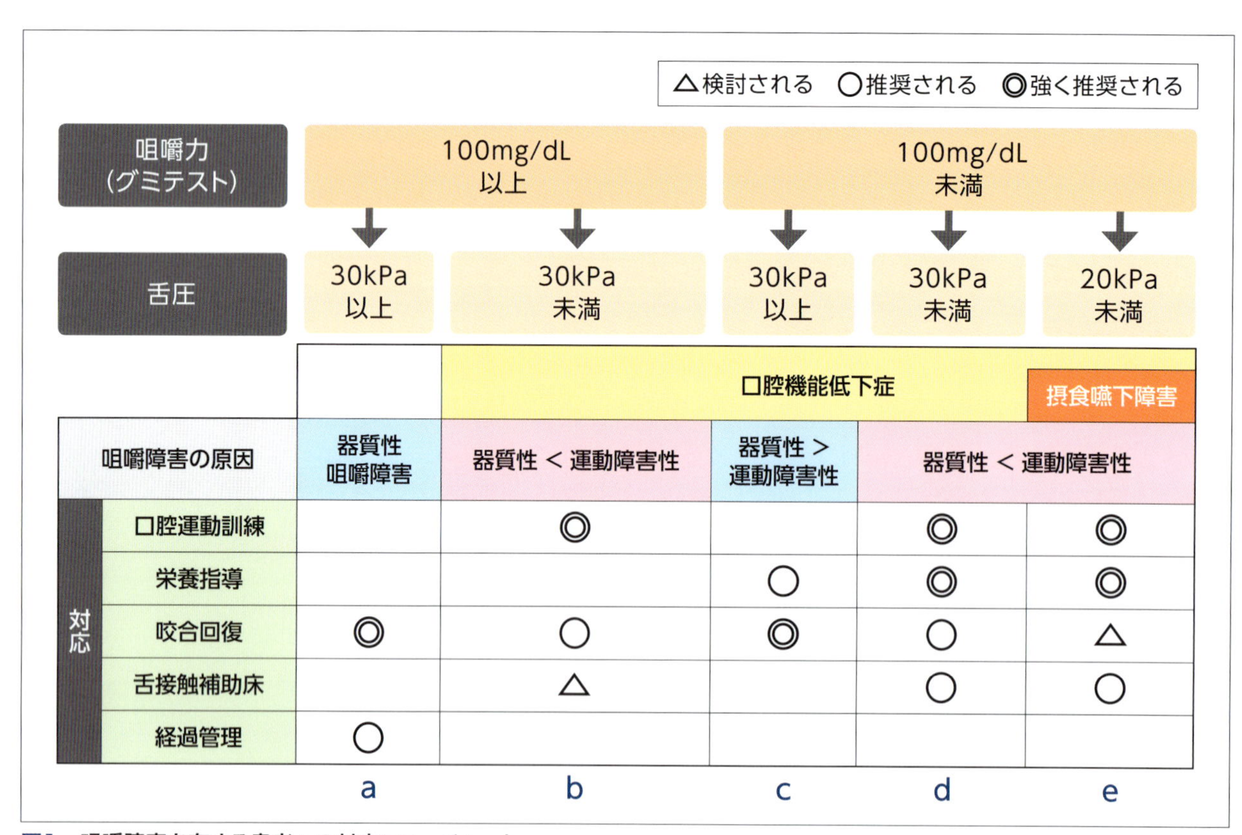

咀嚼障害の原因	a 器質性咀嚼障害	b 器質性＜運動障害性	c 器質性＞運動障害性	d 器質性＜運動障害性	e 器質性＜運動障害性
口腔運動訓練		◎		◎	◎
栄養指導			○	◎	◎
咬合回復	◎	○	◎	○	△
舌接触補助床		△		○	○
経過管理	○				

図1　咀嚼障害を有する患者への対応フローチャート
本図では舌圧のみを掲載．オーラルディアドコキネシスの場合，6回/1秒未満をカットオフにする．5回/1秒を下回った場合，摂食嚥下障害を示すeに相当する．

関連項目
● 2章5節④，⑤

2. 咀嚼器官の運動機能を検査する

次に，咀嚼に関わる口唇，舌の運動機能を検査します．舌の運動の力（舌圧）と運動の巧緻性や速度の評価と評価します．舌圧の評価には，JMS 舌圧測定器を用います．運動の速度や巧緻性の評価には，オーラルディアドコキネシスの「パ」「タ」「カ」を用います．舌圧は30kPa を，オーラルディアドコキネシス 6 回 /1 秒をカットオフとします（それぞれ，20kPa，5 回 /1 秒を下回った場合はより重症な摂食嚥下障害といわれる病態となります）．

関連項目
● 3章2〜4節

3. 症型と重症度を判断する

舌圧などの運動機能が正常で，実際に咀嚼能力が低い場合には，義歯の問題，咬合の問題であることが疑われます（**図 1c**）．特に，残存歯が少なく咬合が義歯によって保たれていて舌機能が維持されている場合などは，適正な咬合回復によりさらなる機能向上が望めます（器質性咀嚼障害，**図 1a,c**）．ある程度の咀嚼能力が得られていながら舌機能が低下を示す場合には，口腔の運動訓練を実施すると更なる咀嚼能力の改善が期待できます（**図 1b**）．咀嚼機能の低下の原因が舌の機能の低下であると判断される場合には，低下した舌機能の改善を目的に機能訓練を実施します（運動障害性咀嚼障害を疑う，**図 1b,d**）．舌圧が低い場合は，舌接触補助床（PAP）の適応も考慮します（**図 1b,d**）．なお，舌圧が 20kPa を下回る場合には，より重症な摂食嚥下機能障害の範疇に含まれる運動障害性咀嚼障害であると判断します（**図 1e**）．この段階では口腔運動訓練を実施しますが，多くの回復は望めない場合があります．咀嚼機能に合った食形態の提示を含めた栄養指導が必要であり，その目標は，低栄養予防や窒息事故の予防となります．また，口腔の運動障害が著しい場合には咬合回復の意義は低下します．

2

口腔機能訓練

コラム

2 口腔機能訓練[1)]

本節では，チェアサイドでできる口腔機能の訓練について紹介していきます．

一般に知られている「口腔体操」などとよばれる一連のパッケージ化されたものは，訓練というよりは健康維持のためのラジオ体操のようなものととらえたほうがよいと考えます．歯科医院で行う積極的な訓練メニューは，患者さんの口腔の状況の評価に基づいて個別性が求められます．これまでの章で紹介してきた各種の評価に基づき，「弱いところに働きかける」，「強いところを維持する」といった目的を明確にもつことが必要です．

したがって，実施している訓練がどこのどのような動きを改善する目的で行っているのか，患者さんに説明して理解したもらったうえで実施すると，より効果が上がります．

1 咀嚼機能に関わるトレーニング

1. 舌・口唇の運動のトレーニング

目的：舌・口唇の運動範囲を改善する

食べものの取り込み，咀嚼，食塊形成，送り込みの過程では，下顎，口唇，舌の一定範囲の可動域が確保できていることが重要です(**図1**)．

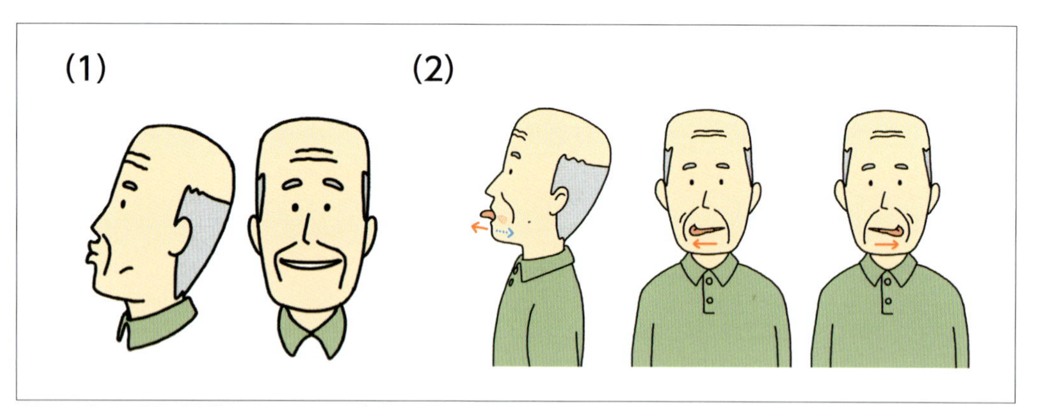

図1 舌・口唇の運動のトレーニング

(1) 口唇をつき出す，横に引くを繰り返す．

(2) 舌を先方に大きく突出させた後，しっかり後退させる．同様に左右や上下に動かす．

ポイント：**以上の運動を，ゆっくり，しっかり，力強く行うように指導します．**

2．巧緻性，運動速度のトレーニング

目的：舌・口唇を素早く，巧みに動かせるようにする

咀嚼は，舌や口唇の巧みに動くことによって支えられています．この動きの評価としてオーラルディアドコキネシスが採用されています（**2章5節**参照）．速く，正確に音を出せることで舌や口唇が素早く巧みに動かすことができるかどうかを評価しています．「パ」が十分でなければ口唇の動きが，「タ」が十分でなければ，舌の前方の動きが，「カ」が十分でなければ舌の後方の動きが機能低下を示していることになります．巧みな動き（巧緻性），協調性を高める事を目的としたトレーニングでは，聴覚的フィードバックを働かせることが重要なために，構音訓練が用いられます．以下の「無意味音音節連鎖発音訓練」の実施が適応です．

無意味音音節連鎖発音訓練

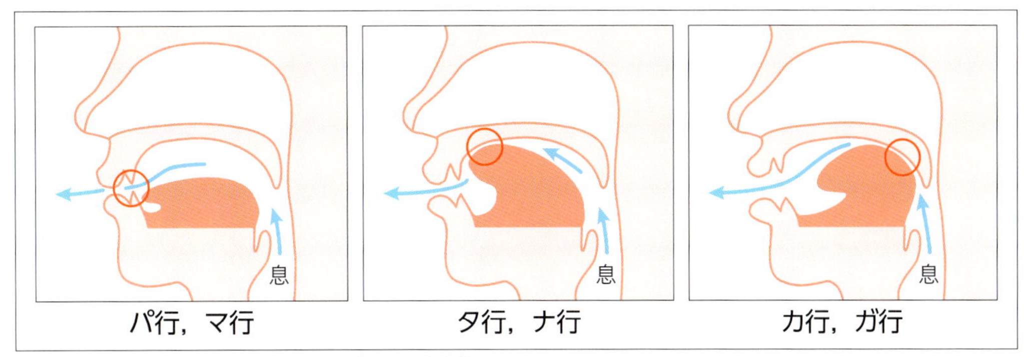

図2　無意味音音節連鎖発音訓練（◯が構音点）
意味をなさない音の組み合わせを訓練のターゲットの音を含む2語，3語で構成し，発音訓練させる．

無意味音音節連鎖では，３つの音（**図２**）を組み合わせることで練習メニューを作ります．組み合わせによって訓練の難易度や訓練位置を変えられます．

①構音点の組み合わせによる難易度のつけ方（図３上）

構音点が同じか近いものを多く並べると比較的容易な練習メニューができます．たとえば，３音とも構音点が同じか似たものを並べると平易な訓練メニューとなります．２音が同じで，１音を違えれば，若干難易度が上がり，３音とも違えばさらに難易度が上がります．

②訓練位置を目標とした音の並べ方（図３下）

訓練目標とする場所（口唇，舌の前方，舌の後方）をターゲットに訓練方法を組み立てます．たとえば，「カ」の発音が十分ではなく，舌の後方の動きに問題があると評価された際には，まず，舌後方で出す音（「カ」）最初に練習の音を持ってき，平易な課題を作ります．

例１．「カタダ」「カタデ」「カタド」，「カアド」「カエド」「カオド」

次に，最後の音に練習の音を持っていき，難易度を上げます．

例２．「マアカ」「マオカ」「マウカ」，「アエカ」「アイカ」「アオカ」

３音のうち２音目の音に配置するとさらに難易度が上がります．

例３．「アカア」「オカオ」「ウカウ」，「エカエ」「イカイ」「アカア」

表１に音の例を示します．

●同じ構音点の数
タ テ ド ＜ タ テ ボ ＜ タ カ ボ
3 音構音点が同じ
2 音構音点が同じ
3 音の構音点が異なる
●音の位置
タ マ メ ＜ マ メ タ ＜ マ タ メ
頭にある
最後にある
間にある

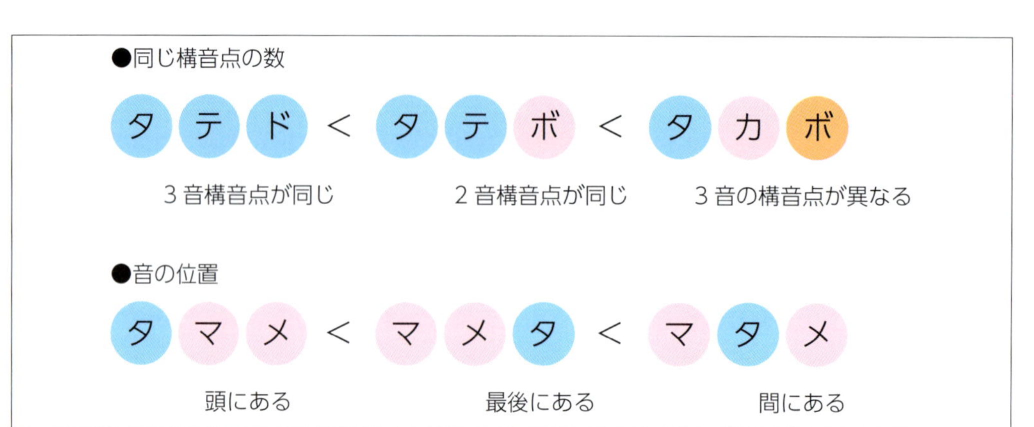

図3　無意味音音節連鎖発音訓練の考え方
右にいくほど難易度が高くなる.

表1　無意味音音節連鎖の例

3音節とも同じ構音点を持つもの	2音節同じ構音点を持つもの	3音節とも違う構音点を持つもの
ダ タ ダ	ダ タ パ	タ カ パ
ダ タ デ	ダ タ ペ	テ ケ ペ
ダ タ ド	ダ タ ポ	ト コ ポ
ダ テ ダ	ダ テ パ	ナ カ バ
ダ テ デ	ダ テ ペ	ネ ケ ベ
ダ テ ド	ダ テ ポ	ノ コ ボ
ダ ト ダ	ダ ト パ	ナ カ パ
ダ ト デ	ダ ト ペ	ネ ケ ペ
ダ ト ド	ダ ト ポ	ノ コ ポ
ダ ナ ダ	ダ タ パ	カ ナ バ
ダ ナ デ	ダ タ ペ	ケ ネ ベ
ダ ナ ド	ダ タ ポ	コ ノ ボ
ダ ネ ダ	ダ テ マ	タ パ カ
ダ ネ デ	ダ テ メ	テ ペ ケ
ダ ネ ド	ダ テ モ	ト ポ コ

その他の巧緻性，運動速度のトレーニング

咀嚼は舌や口唇の巧みな動きに支えられています．舌の巧緻性・運動速度の低下は，著

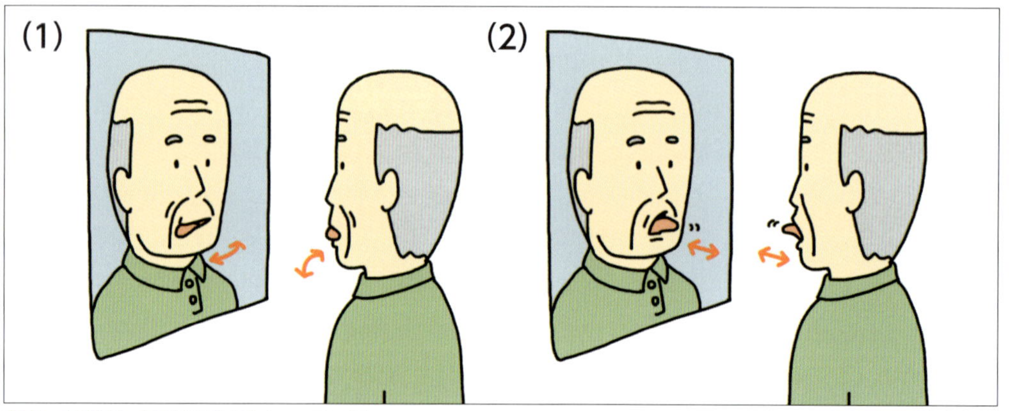

図4　巧緻性，運動速度のトレーニング

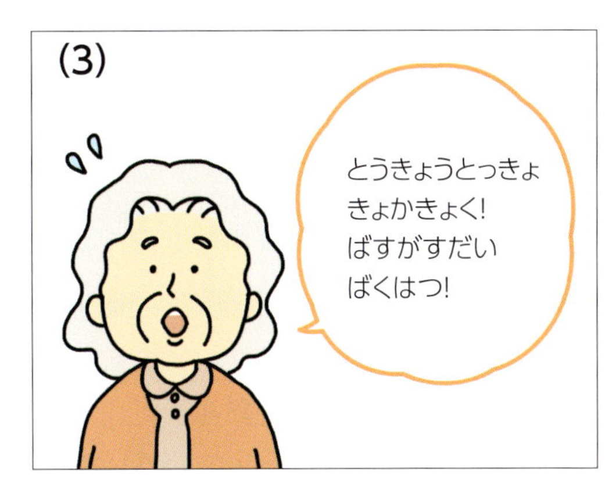

図5　早口言葉

しく咀嚼機能を低下させます．舌や口唇をすばやく，巧みに動かす練習をします．
(1)舌を口角の左右に交互につける運動を，できるだけ速く繰り返すように指示する（図4左）．
(2)舌の突出と後退を交互にできるだけ速く繰り返すように指示する（図4右）．
(3)早口言葉を繰り返す（図5）．
ポイント：(1)，(2)の訓練では，鏡などをみて確認しながら訓練を行うと効果が上がることを伝えます．(3)の訓練では，しっかり声に出して行うように伝えます（文例は表2を参照してください）．巧緻性，協調性を高めることを目的としたトレーニングでは，視覚的フィードバック，聴覚的フィードバックを働かせることが重要です．

表2　早口言葉の例

早口言葉の例
・とうきょうとっきょきょかきょく! ・ばすがすだいばくはつ! ・なまむぎなまごめなまたまご! ・となりのきゃくはよくかきくうきゃくだ! ・かえるぴょこぴょこみぴょこぴょこあわせてぴょこぴょこむぴょこぴょこ! ・にわにはにわとりがにわいました!

column

口腔機能のトレーニングになる早口言葉や言葉遊び

口腔機能訓練における巧緻性，運動速度のトレーニングでは，単語（無意味音節）→短文→長文と難易度を上げていくと有効です．このうち，短文としては上に示したいくつかのフレーズを用意しておくと，飽きずにトレーニングができます．長文では，詩や小話，落語などを材料とするとよいでしょう．以下におすすめの本をいくつか紹介します．こうした本を活用すると，楽しくトレーニングが進められます．

■きしだえりこ作，かたやまけん絵『どうぶつはやくちあいうえお』．のら書店，1996．
■谷川俊太郎詩，瀬川康男絵『ことばあそびうた　また』．福音館書店，1973．
■田中和雄編『ポケット俳句』．童話屋，2005．
■小佐田定雄『5分で落語のよみきかせ』．PHP研究所，2005．

3. 舌・頬・口唇の力強さと持久力のトレーニング

目的：舌・頬・口唇の力強さや持久力を鍛える

食べものの保持，食塊形成，送り込みの一連の過程に要する運動です．食塊の送り込み時に舌と口蓋の閉鎖，口腔内圧を高め，後続する舌根後退運動を促します．

舌（図6）

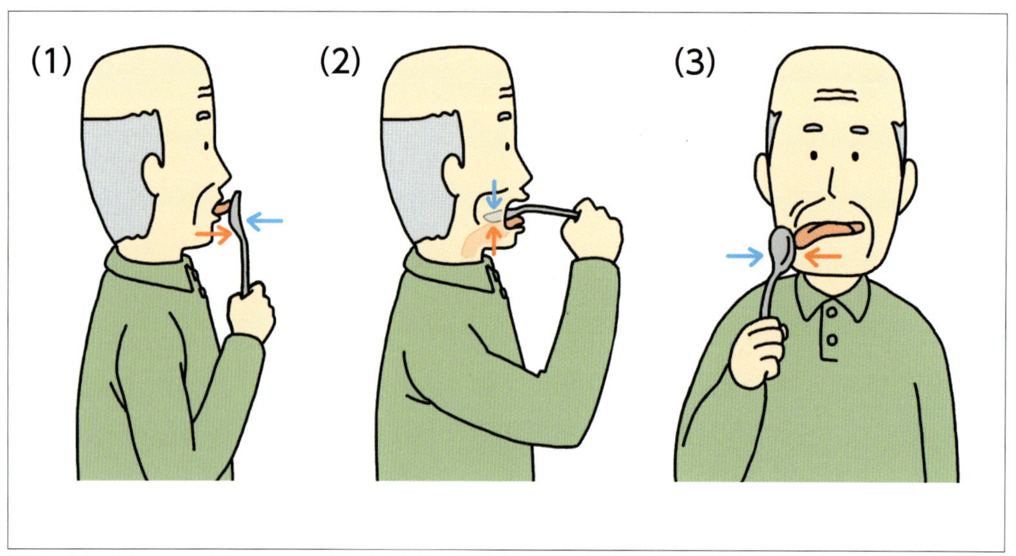

図6　舌のトレーニング

(1)舌を前に突出させ，舌圧子やスプーンで抵抗をかける．
(2)舌全体を持ち上げるように指示し，舌圧子やスプーンで抵抗をかける．
(3)舌を左右の口角につけるように指示し，舌圧子やスプーンで抵抗をかける．

頬（図7）

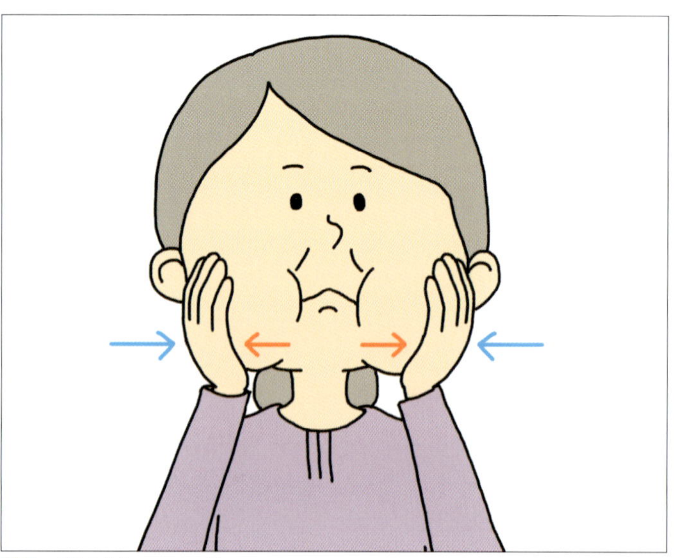

図7　頬のトレーニング

(1)頬を膨らますように指示し，それに抵抗して手で頬を押す．押す力が負荷となる．
(2)口唇を閉鎖したまま，頬をへこませる．

口唇（図8,9）

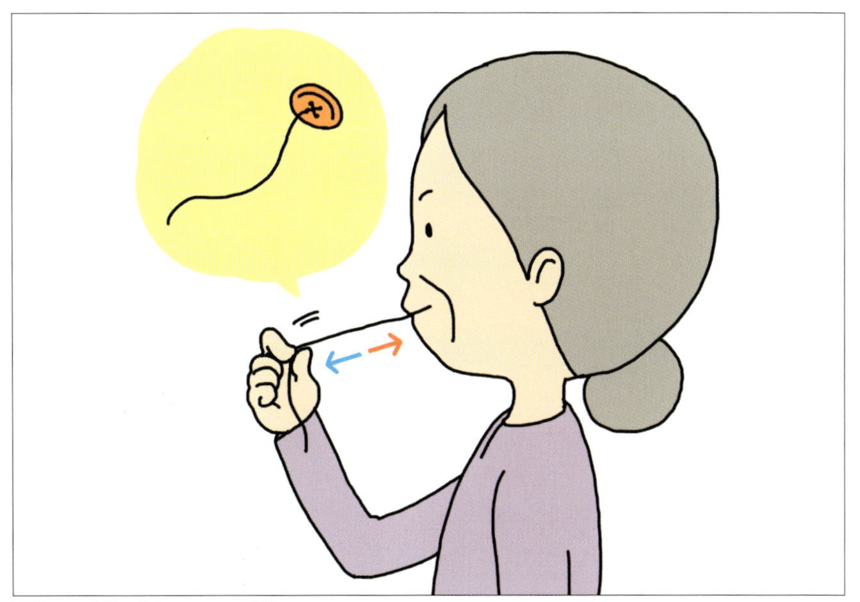

図8　口唇のトレーニング①

（1）上下口唇の間に糸をつけたボタンを入れ，引っ張る．

（2）抵抗の大きさは口唇の閉鎖の様子をみて調節する．

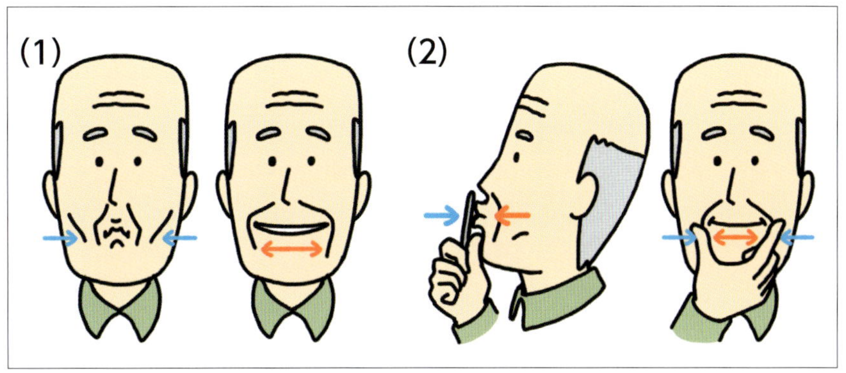

図9　口唇のトレーニング②

（1）口唇をつき出す，横に引くを力強く行う（筋力トレーニング）

（2）左：口唇をつき出すのに対してスプーンなどで押し返す

　　右：口唇を横に引くのに対して指で内側に押す（さらに負荷のある筋力トレーニング）

ポイント：舌〜口唇までの訓練では，力強さの向上を目的にするときは負荷を強めに，持久力の向上では負荷を弱めに設定します．

口唇のトレーニング①においては，ボタンの大きさで負荷の調整が可能です．大きなボタンでは低めの負荷を，小さめのボタンでは高めの負荷をかけることができます．また，糸を引く力の調整でも負荷を変えられます．

軟口蓋（鼻咽腔閉鎖機能）（図10，11）

嚥下の際に嚥下圧がしっかりと咽頭にかかるためには，軟口蓋が挙上し，鼻咽腔が閉鎖しなければなりません．ストローと水の入ったコップを用いるブローイング訓練や巻き笛とよばれる笛を用いる訓練が有効です．

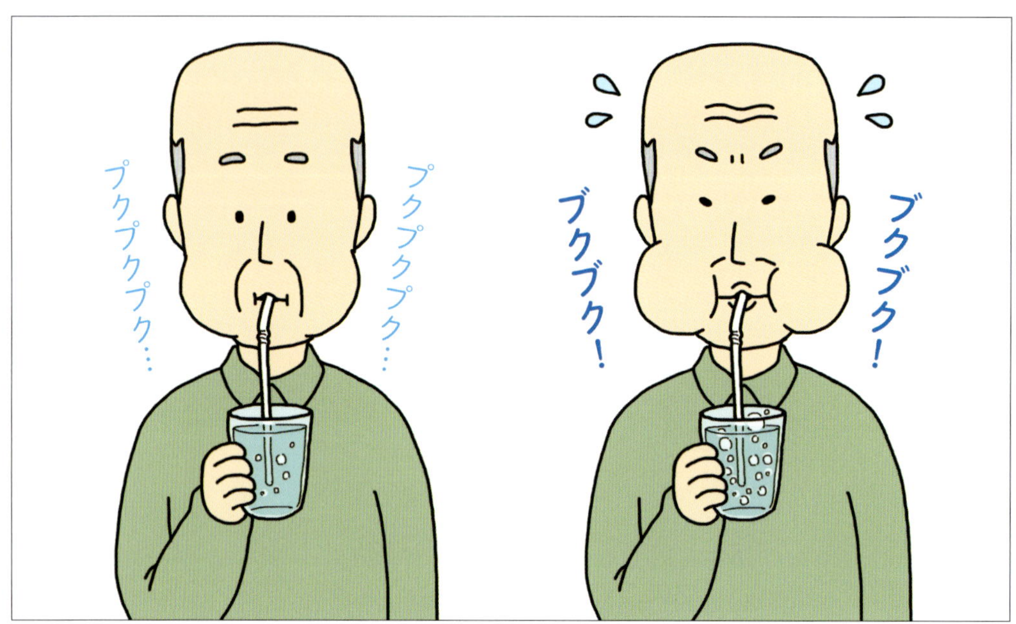

図10　ブローイング（左：ソフトブローイング，右：ハードブローイング）

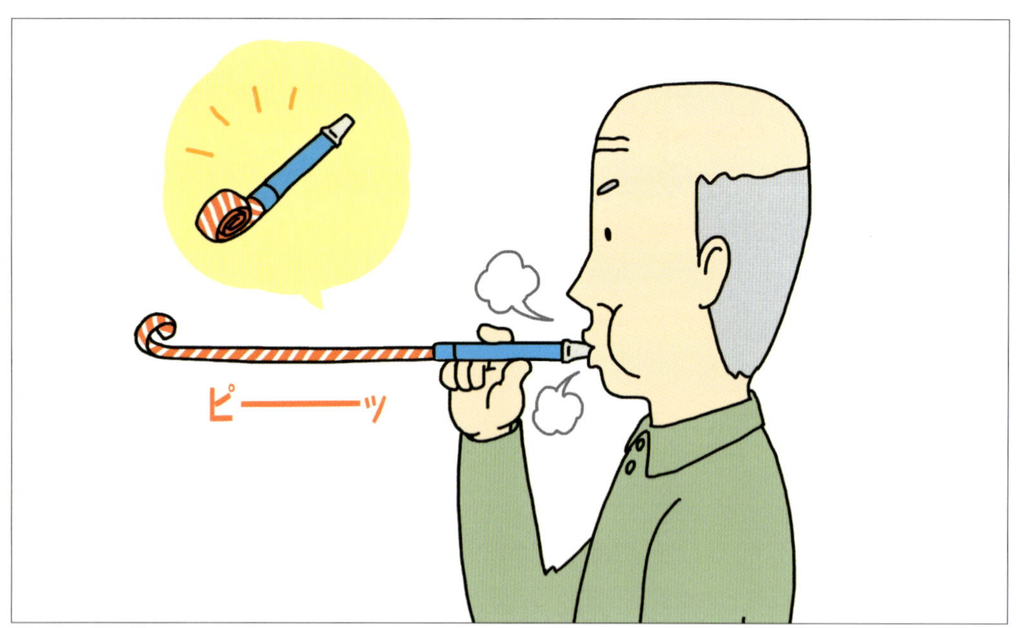

図11　巻き笛

（1）ソフトブローイング：ストローからゆっくり息を吐き出し，なるべく長い時間，先端から空気の泡を出す．なるべく長く呼出させることで，持久力を高める（図10左）．

（2）ハードブローイング：ストローから一気に息を吐き出し，呼出した空気で強く泡立てるように指示する．筋力の増強を期待する（図10右）．

(3) 巻き笛：上記と同様の訓練は巻き笛(吹き戻し)を利用して行うことも可能である(**図11**)．巻き笛を長く伸ばしたまま吹きつづければ持久力のトレーニングに，強く一気に吹いて伸ばせば筋力のトレーニングになりうる．

4. 咀嚼運動のトレーニング

目的：口腔内で食べものをとりまわす巧みな動きを鍛える

舌の機能訓練によって，咀嚼能力の回復につながります(**図12**)．

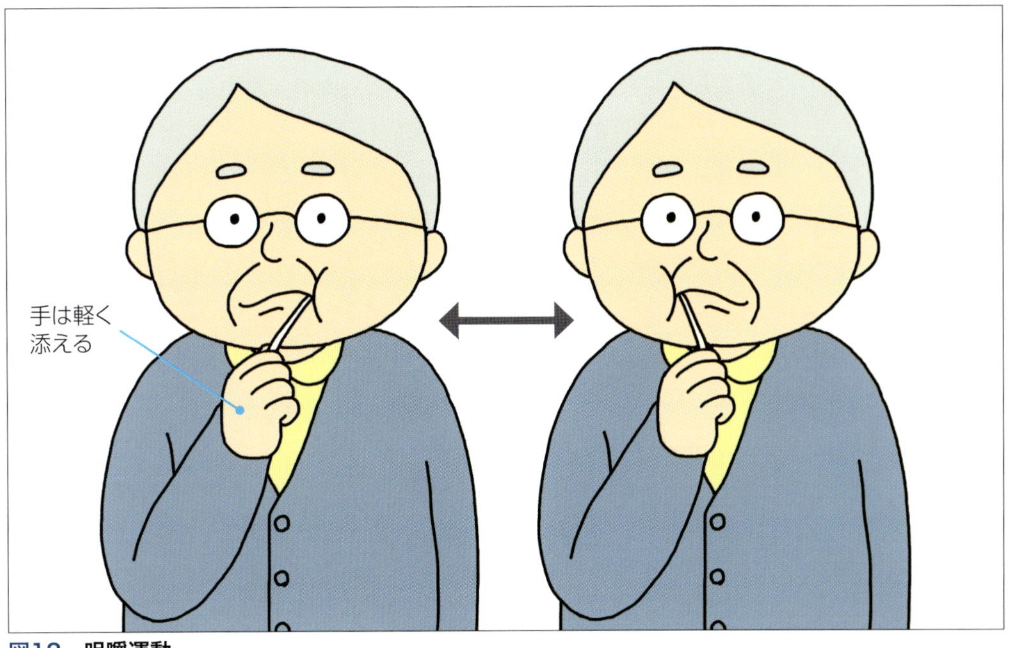

図12　咀嚼運動

(1) トレーニングに用いるさきいかなどの食べものを一部口腔内に入れる．

(2) 舌で臼歯の上に持って行き，軽く噛んだら舌で反対側の臼歯の上に持って行く．

ポイント：手で食べものを誘導せず，舌と口唇だけで動かすように指示します（本訓練では，さきいかなど容易に唾液で溶けず，噛み切りにくい食品を使用します）．

5.「ペコぱんだ」を用いた舌の筋力・持久力のトレーニング[2)]

目的：舌の筋力を向上させる

筋力を向上させるには，筋肉に一定の負荷をかけなければなりません．舌の筋力を向上させる目的で用いられる「ペコぱんだ」(ジェイ・エム・エス社，**2章6節**参照)は，舌への負荷の調節が可能な器具です．「きわめて軟らかめ」「軟らかめ」「やや軟らかめ」「普通」「硬め」の各ディバイスは，それぞれ，5，10，15，20，25，30kPaで押しつぶせるように設定されています．

一般に，筋力強化を目的とする場合には，筋肉に高い負荷をかけ，かつ少ない回数で訓練を行い，セット間に十分な休息時間をとることが推奨されています．そのため，負荷は最大筋力の85％以上で設定するとよいといわれ，繰り返す回数は6回以下に設定します．「ペコぱんだ」を用いたこの訓練においては，あらかじめ「舌圧計」を用いて患者さんの舌の最大筋力を測定し，得られた舌圧から上記の数字に基づいて負荷量を決定します．舌圧が測定できないときは，各ディバイスで実際に舌を押すことで大体の舌圧が測定可能です．この結果をもとに器具の種類を選択し，目安を参考に訓練回数を決定します．

具体的には，弱い力でも押しつぶすことが可能な「きわめて軟らかめ」から始めて，「軟らかめ」→「やや軟らかめ」→「普通」→「硬め」の順に舌で押しつぶさせて，なんとか頑張って力を入れてつぶせるものを選び，訓練に用います．歯科医院に来る患者さんは「軟らかめ」「やや軟らかめ」を利用されることが多いでしょう．舌の持久力を目的とする場合は，簡単に押しつぶせる硬さのものを選び，同様に訓練を行います．もし機能の改善がみられた場合には，硬さを変更します．これにより，患者さん個人に合ったテーラーメイドの訓練が可能になります．

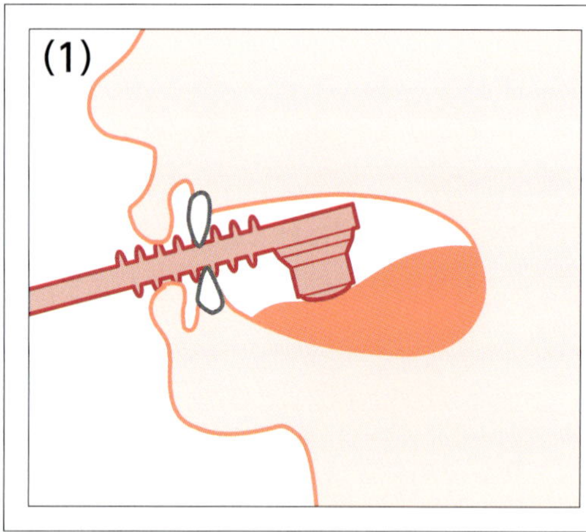

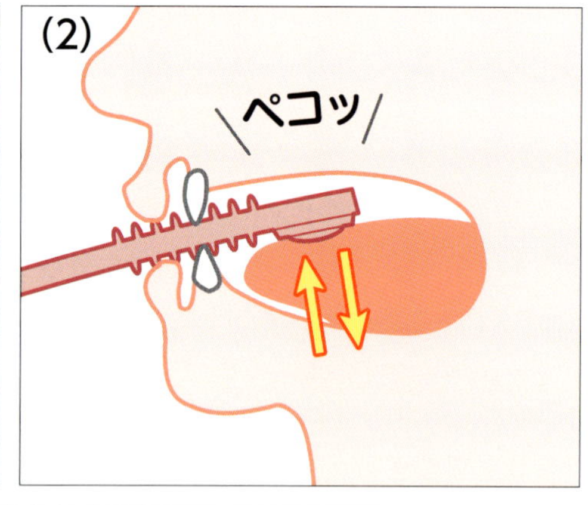

図13 「ペコぱんだ」の使い方

(1)器具のトレーニング部を舌の上に乗せ，位置を決めてから歯でくわえる（**図13左**）．

(2)舌でトレーニング部を口蓋に押し上げる（突起部がつぶれると小さく“ペコッ”と音がするようになっており，訓練の確認が可能）（**図13右**）．

目安：**筋力の向上では目安として5回×3セットを1日3回，持久力の向上では目安として10回×3セットを1日3回行います．**

ポイント：**筋力の向上では患者さんが何とかつぶせる硬さのものを選び，持久力向上の目的では簡単につぶせる硬さのものを選択します．**

② 嚥下機能に関わるトレーニング

強い嚥下力でものを飲み込むためには，舌骨上筋群をはじめとする筋肉がしっかりと喉頭を挙上させる必要があります．舌骨上筋群の筋力強化は，喉頭の前上方運動を改善して食道入口部を開きやすくする効果があります．

1．開口トレーニング[3)]

下顎の位置を固定して舌骨上筋群を収縮させると喉頭が挙上し，嚥下運動となります．一方で喉頭の位置を固定して舌骨上筋群を収縮させると下顎が下制（開口）します．開口することで舌骨筋群を強化するのが本トレーニングです．

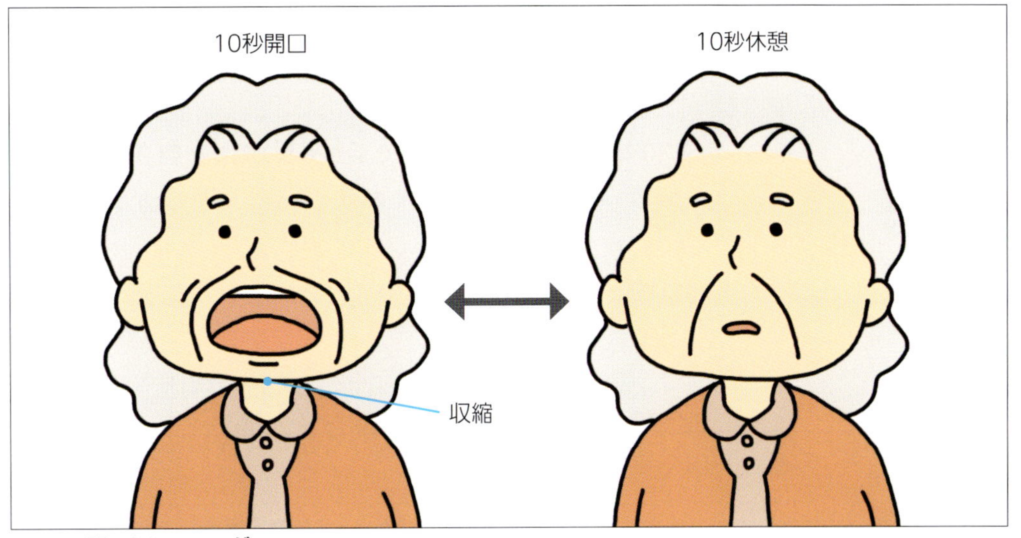

図14　開口トレーニング

椅子に座るか横になり，体幹が安定した状態で口を最大限に開けると，顎の舌の筋肉（舌骨上筋群）が強く収縮していることが意識できます．その状態を10秒保持させて，10秒間休憩します（**図14**）．

目安：開口の10秒間保持（10秒休憩）を1回として，5回で1セットを1日2セット行います．

ポイント：顎関節症や顎関節脱臼の患者さんには適していません．

3章1節
3章2節
3章3節
3章4節

2. 頭部挙上訓練（シャキア訓練）[4～6]

頭部を挙上することで嚥下運動に関わる舌骨筋群をはじめとした前頸部の筋力を強化します．特に，喉頭の前上方運動を強化し，食道入口部を開きやすくする効果を期待して実施します．

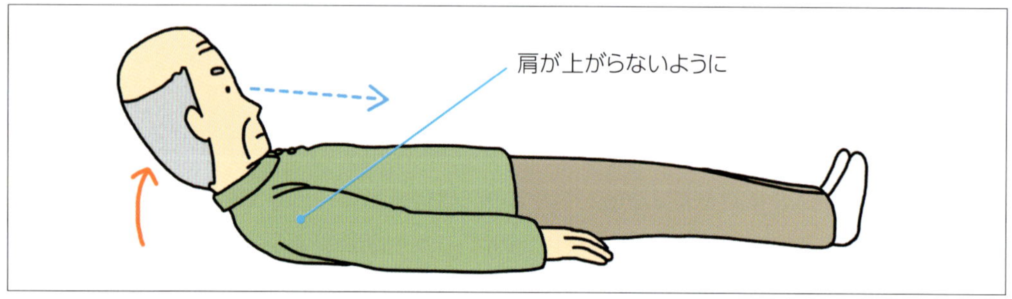

図15　頭部挙上訓練

固いマットなどに仰向けになって寝て，あごを胸に近づけるようにして後頭部を持ち上げます（**図 15**）．

目安：5～30 秒程度の保持を 10 回で 1 セットとし，1 回 3 セットを 1 日 3 回行います．

ポイント：頭部・腰部に問題がある人は行いません．肩が上がらないように注意しましょう．

3. 嚥下おでこ訓練[7, 8]

2 の頭部挙上訓練は臥位をとらねばならず，さらに負担も大きいため，なかなか実施しづらいのが現実です．この嚥下おでこ訓練は頭部挙上訓練をアレンジしたもので，家庭でも実施しやすい方法です．

おへそをのぞき込むように頭を下げる
手は上に
向かって押す
のど仏を上にあげる
筋肉を鍛える

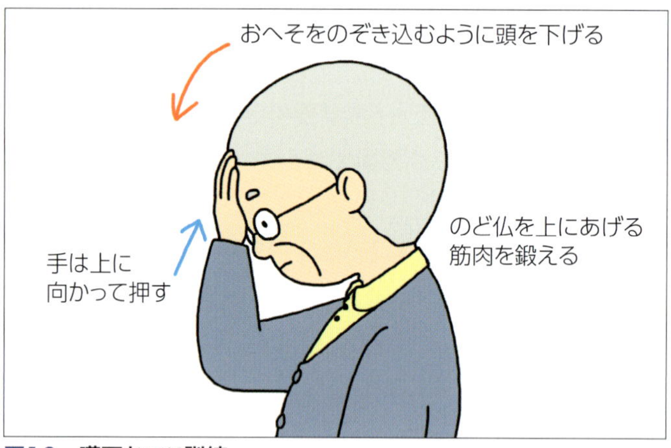

図16　嚥下おでこ訓練

額に手を当てて，抵抗を加えます．そのまま，おへそをのぞき込むように強く下を向くようにします（**図 16**）．

目安：持続訓練としてはゆっくり 5 を数える間に 1 回行う．反復訓練としては 1 から 5 まで数を唱えるのに合わせて下を向くように力を入れる動きを 5 回繰り返します．

ポイント：頸椎症や高血圧の患者さんには推奨しません．即時効果もあるため，食前に実施するとよいことを伝えます．

4. 舌前方保持嚥下 [9〜11]

舌を前方に固定させて嚥下させることで，嚥下の際に必要な咽頭収縮筋を強化することを目的とした方法です．

舌を前へ突き出し，
上下の前歯で軽く挟む
ごっくん
舌を挟んだまま
つばを飲み込む

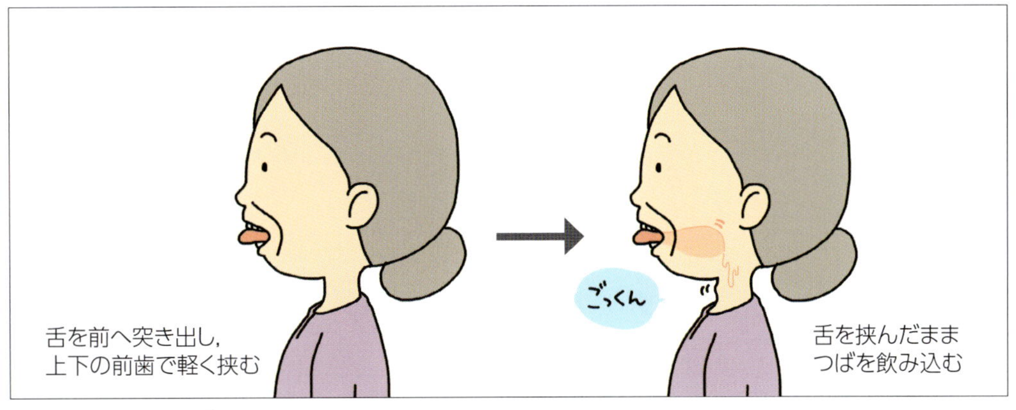

図17　舌前方保持嚥下

前方に突出させた舌を上下の前歯で軽く保持し，そのままの状態で空嚥下をするものです．咽頭収縮を促すだけでなく，舌の後退運動の強化を目的とした訓練です（**図17**）．

目安：6〜8回×3セットを1日1回行います．

ポイント：舌を突出させる量が多いほど，空嚥下時の負荷量が多くなります．

5. 声帯強化訓練 [12〜14]

軟口蓋の挙上，声帯の内転を強化して誤嚥を防止することを目的としています．

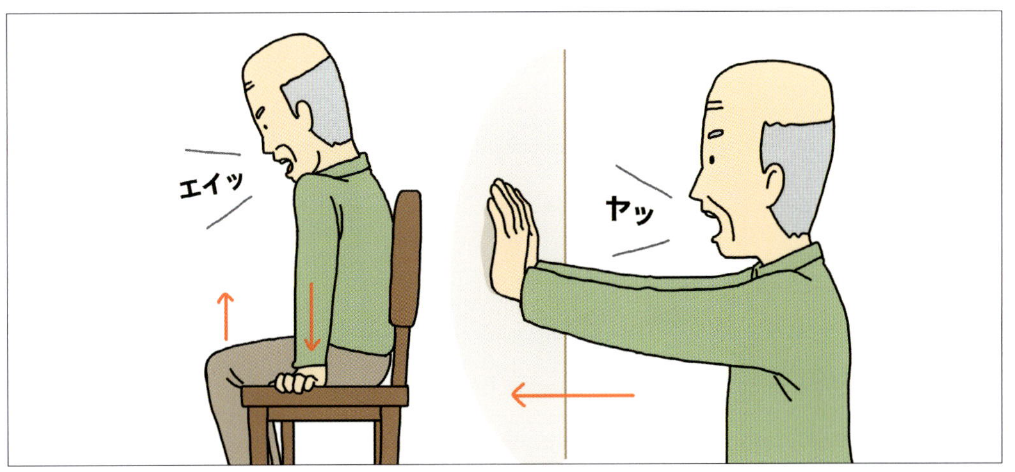

図18　声帯強化訓練

壁や机を押しながら力を込めて「エイッ」「ヤッ」など，声を出します．上肢に力を入れる運動により，反射的に息こらえが起こることを利用しています（**図18**）．

目安：5〜10回を1セットとし，1日2〜3セット行います．

ポイント：力強い声を出すよう促します．

3 唾液腺マッサージ

唾液の分泌を促すためのマッサージが有効です（**図19**）.

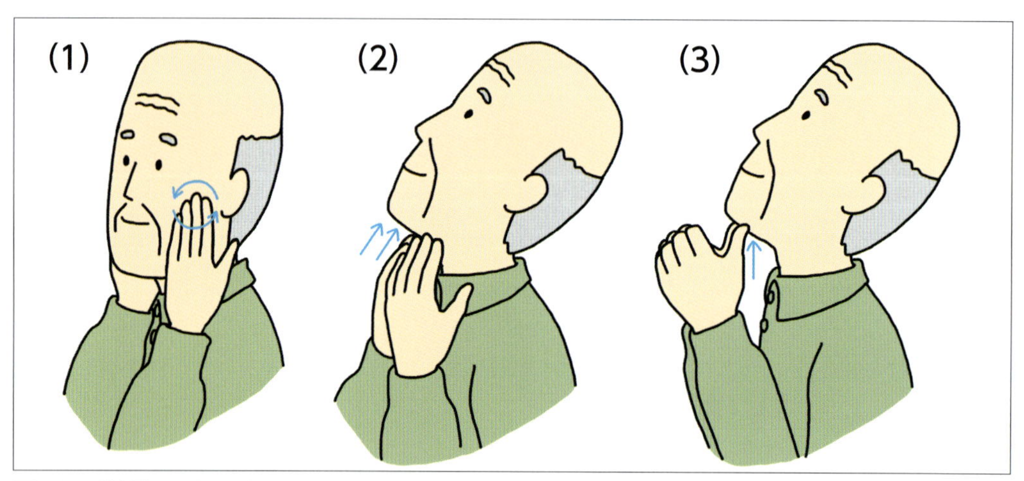

図19　唾液腺マッサージ

(1) 耳下腺への刺激は，人差し指から小指までの4本の指を頬に当て，上顎の奥歯のあたりを後ろから前に向かって回す（左）.

(2) 顎下腺への刺激は，指を顎の内側に当て，上に向かってゆっくり押す（中央）.

(3) 舌下腺への刺激は，親指を顎の下に当て，舌を巻き上げるようにゆっくり押し上げる（右）.

目安：それぞれ5～10回を1セットとします.

ポイント：強く押したからといってたくさん唾液が出るわけではありません．痛みを感じないよう，やさしく押します.

3

口腔機能低下に合わせた義歯への配慮

3 口腔機能低下に合わせた義歯への配慮

1 口腔機能を考慮した義歯の設計

正しいとされている義歯を作っても，患者さんからは「ムセるようになった」とか「食べにくい」など言われて，困ったことはありませんか？　従来の義歯に対する考え方は舌や口唇の動きが正常であることを前提としていますので，運動障害性咀嚼障害の患者さんにおいては，こうした不具合が発生することがあります．低下した舌の機能を補う義歯や，低下した口唇や頬の機能を助ける義歯について考えてみます．

1. 咬合高径に対する配慮

嚥下をする際には舌尖を口蓋前方部に押し付け，その後，舌中央から奥舌部，舌根部にかけて波打つように押し付けながら食塊を咽頭に送り込みます（この運動を蠕動様運動といいます）．しかし，舌の運動範囲が制限されていたり，舌の口蓋への押しつけ圧が不十分であったりする場合には咽頭への移送が困難となります．

本書でここまで示してきた口腔機能低下のうち，舌機能の低下においては舌の口蓋への押し付け圧が十分でなくなります．また，舌根部は咽頭の前壁を形成していることから，口蓋への舌の押し付け圧が低下している場合には食塊を食道内に駆出する嚥下圧にも影響を与えることが知られています．こうした，舌の口蓋への押し付けに問題がある場合，推奨されるのが舌接触補助床（PAP）の製作です（本節で後述）．

一方で，咬合高径の高低は口腔内の容積に影響を与えるために，高い咬合高径は舌の口蓋への押し付けを困難にします．舌機能の観点から適切な咬合高径を考えた際には，舌機能が十分である際の咬合高径と不十分な場合のそれは異なることとなり，安静位の範囲内で咬合高径を低くすることが推奨されます．これを超えた低位になると，下顎を引き上げるために不利になります[1)]．

食形態が押しつぶしを要する日本摂食嚥下リハビリテーション学会の「嚥下調整食学会分類2021」のコード３以上（**3章4節**参照）の食べものを摂取する患者さんでは，口蓋面の位置の設定による調節が可能な舌接触補助床の検討をするべきです．舌機能の低下した患者さんに対する咬合高径の設定の際には，パラトグラムを用いるとよいでしょう．

2. 床研磨面に対する配慮

口腔機能低下による自浄作用の低下は義歯の汚染を招きます．一方で，口腔機能低下を示している患者さんは身体機能や認知機能も低下している場合も多くみられます．義歯の清掃の際には，一方の手で義歯を保持しながら他方の手で歯ブラシを持って磨かなければなりませんが，こうした作業が難しい，あるいは完全にできないことがあります．こうした状態を考慮すると，義歯は簡単に洗浄可能な形態とするべきと考えます．たとえば，クラスプと義歯床との接合部や歯肉の形態などに配慮が必要になります（**図1，2**）．

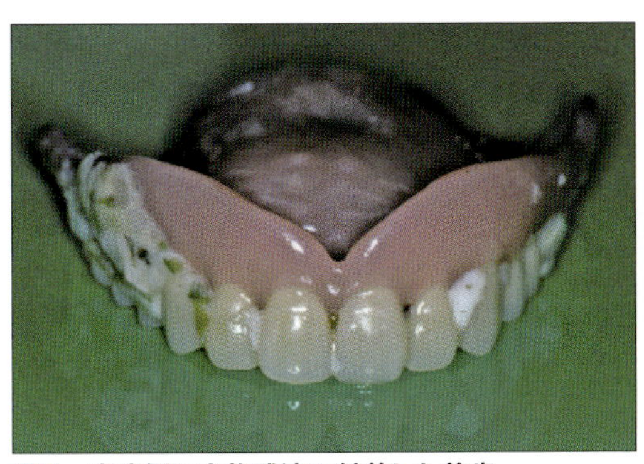

図1　麻痺側に食物残渣の付着した義歯

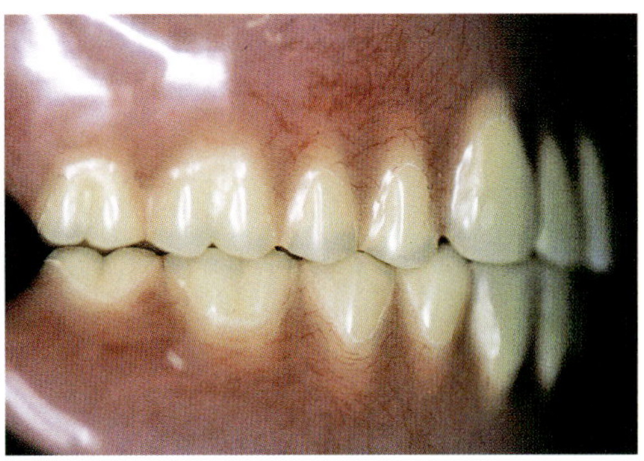

図2　歯肉形成を極力行わない義歯
歯間部を床用レジンで埋めており，食物残渣が極力入り込まないようにしている．

3. クラスプに対する配慮

一般に，局部床義歯の着脱方向は，鉤歯のアンダーカットを考慮しながら咬合平面に直行するか，やや前方に設定します．クラスプが両側に設定されている場合，左右ほぼ同時に外すことを想定し，設定します．

一方，上肢に麻痺のある患者さんが義歯を外そうとした場合，健側のクラスプのみ外すような力が加わるため，反対側のクラスプはむしろアンダーカットに入り込みます．**図3**は，左麻痺の患者さんが右側に設定されているクラスプのみを操作したために反対側である左側のクラスプが深くアンダーカットまで入り込み，撤去が困難になった症例です．片手で着脱することを考慮に入れた，着脱方向を設定したクラスプの設計が求められます．

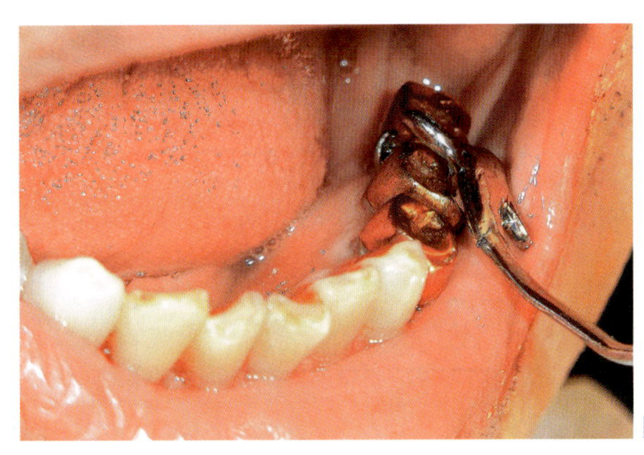

図3　撤去が困難になったクラスプ

2 舌接触補助床(PAP)[2,3]

舌接触補助床（palatal augmentation prosthesis：PAP）とは，舌の運動障害や器質的な欠損によって構音や咀嚼，嚥下の際に重要な舌の口蓋への接触が困難になった症例において，その運動を代償しようとする装置です．咀嚼時や発話時，咽頭への食塊の送り込みの際に舌は口蓋に接しながら作用しますが，舌機能の低下によりこれらの動作が困難になった場合に舌の機能を補うことを目的としたものです（図4）．上顎義歯の口蓋部を肥厚させた形態の装置，または口蓋部分だけの装置があります．

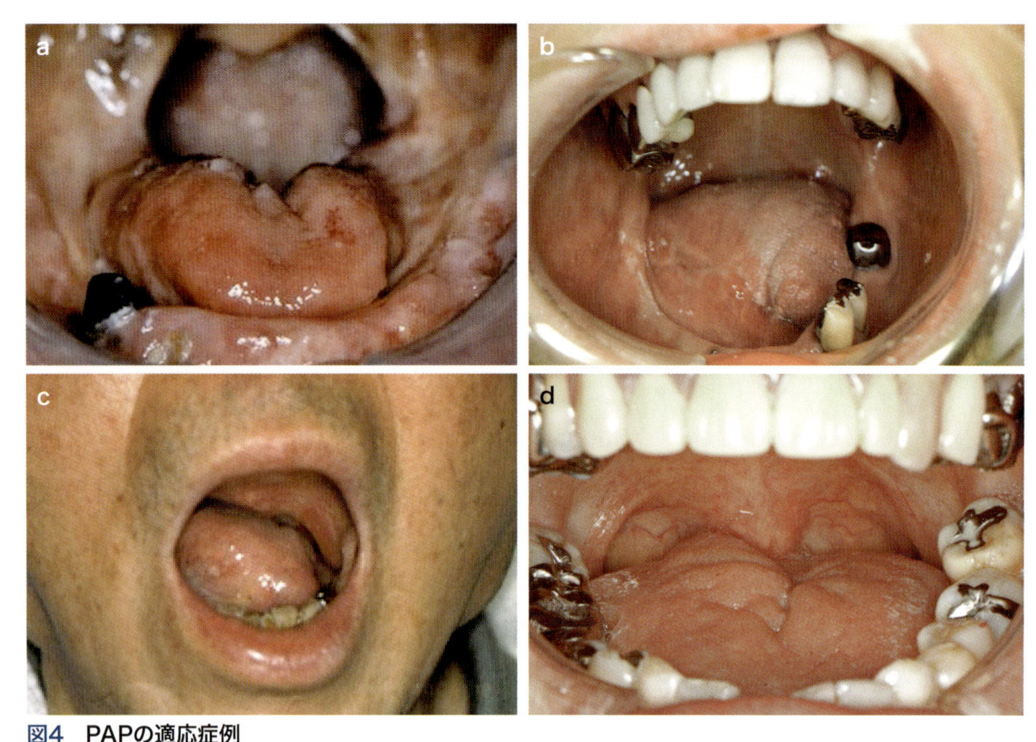

図4　PAPの適応症例
a：舌がん放射線治療後にみられた舌萎縮の症例，b：舌がん摘出後の症例，c：脳梗塞後の症例，d：ALS（筋萎縮性側索硬化症）により舌が萎縮した症例．

1. PAPのメカニズム

舌は，咀嚼また嚥下の際に，口蓋に対してさまざまに形を変えて接触します．食べものが口腔に取り込まれるとき（捕食）は，舌は前方にやや突出し食べものを迎えるような動きをします．さらに，咀嚼が必要となる場合には，舌は口蓋に沿わせるように咀嚼側の臼歯部の咀嚼面に食べものを運びます（図5）．

舌のなかでも舌後方は軟口蓋と接すること（舌口蓋閉鎖）で咽頭への食塊の流入量とタイミングの調整を行い（図6），また，嚥下の際には，舌の前方から順次後方にかけて口蓋に接することで，口腔内の食塊を咽頭に送り込みます．この動きを搾送運動とよびます（図7）．舌の萎縮や切除による固有口腔の容積の増加は，咀嚼期，口腔期，咽頭期における舌の口蓋への接触を妨げ，結果として口腔内に死腔（デッドスペース）を生じさせます（図8a）．舌の口蓋への接触不足は，咀嚼期における食べものの口腔内への保持，咀嚼側への食塊の移送や，口腔期における口腔内から咽頭への食塊移送を困難にします．PAP の装着の目的は，この死腔を埋める役割を担うことにあります．これによって，咀嚼期，口腔期の舌の運動を補います（図 8b）．

さらに，舌の口蓋に対する不十分な接触は，碇（アンカー）機能の低下を起因とした舌根部の後方移動の障害を引き起こします．咽頭における前壁は舌根部で形成されており，舌根部の後方移動は嚥下に伴う咽頭収縮力に強く関与します．嚥下の際，舌は舌前方部に対して，あたかも碇のように口蓋に接し，それを支えにするように舌根部は後方移動し咽頭後壁に接します．PAP はこのアンカー機能を強化し，舌の口蓋への接触を補助することも目的としています（図 8c）．

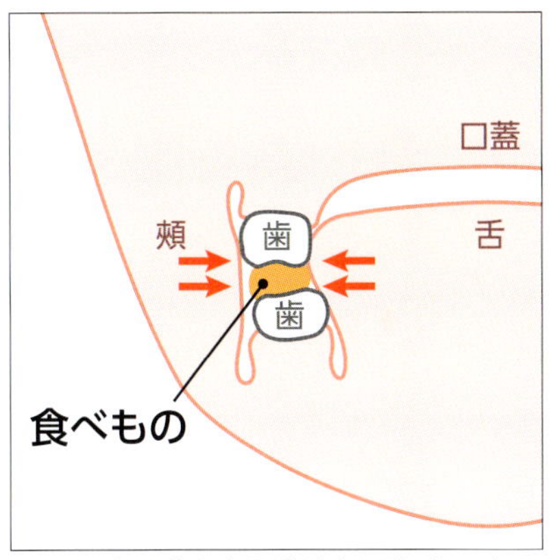

図5　舌の動き（咀嚼が必要な食べものの場合）
食べものを咀嚼する際には，舌は口蓋に沿わせるように咀嚼側の臼歯部の咀嚼面に食べものを運ぶ．

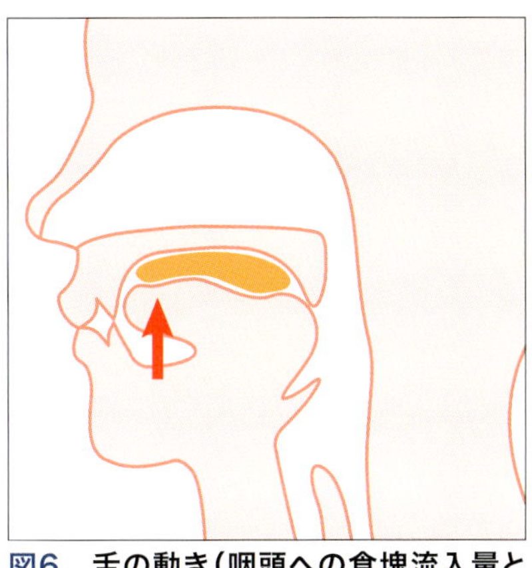

図6　舌の動き（咽頭への食塊流入量とタイミングの調整）
舌後方は口蓋と接し，舌口蓋閉鎖を形成する．これにより，口腔内に食塊を保持し，咽頭への送り込みの量やタイミングを調整している．

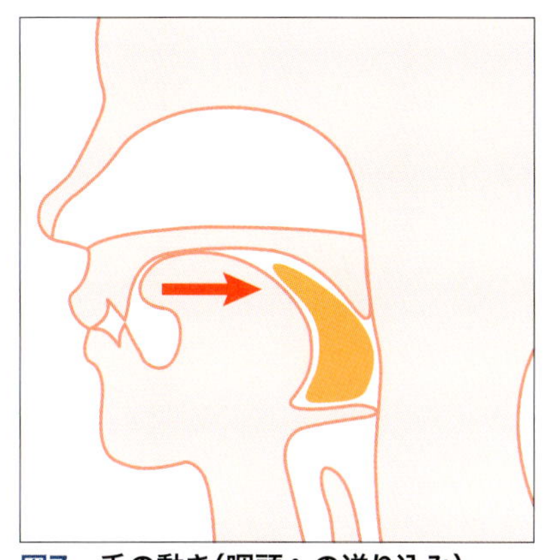

図7　舌の動き（咽頭への送り込み）
舌の前方から順次後方にかけて口蓋に接することで，口腔内の食塊を咽頭に送り込む（搾送運動）．この際には，舌口蓋閉鎖を開放する．

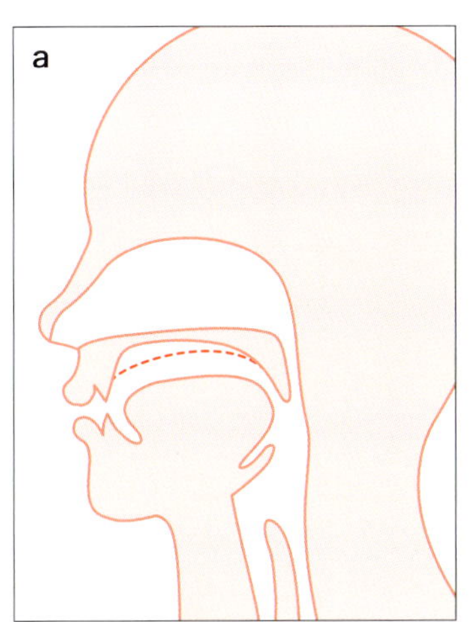

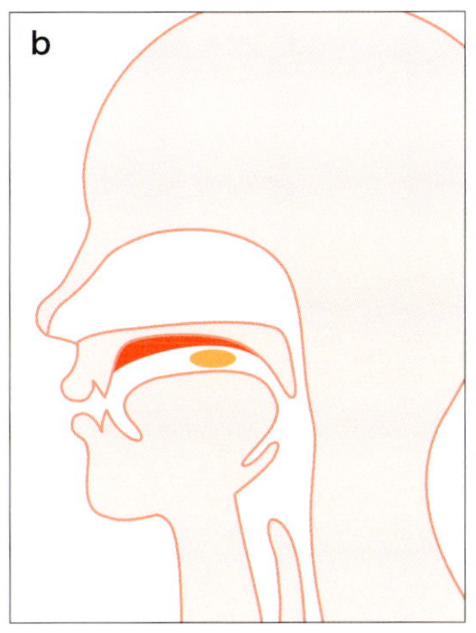

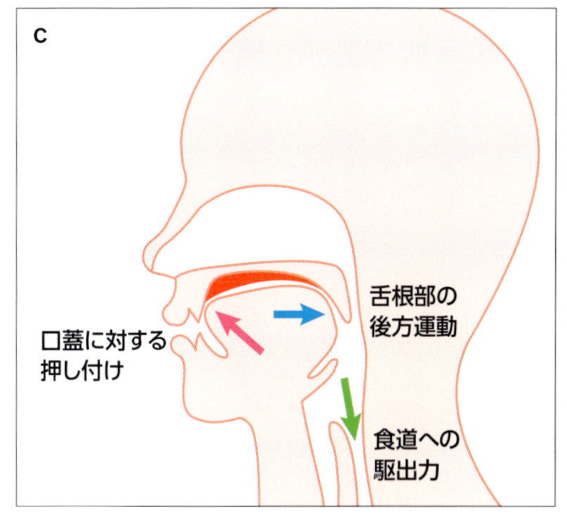

図8　PAPの目的
a：舌の萎縮や運動障害によって生じた口腔内のデッドスペース，b：PAPを装着することで口腔内のデッドスペースは閉鎖され，食塊形成や咽頭への送り込みを助ける，c：PAPにより舌のアンカー機能が強化され，舌根部の後方移動を助け，食塊の食道への駆出を補助することになる．

2. PAP の製作方法

(1) 製作時の診査

口腔内の診査が重要です．PAP が必要な患者さんは年代・病態もさまざまですが，頭頸部がん患者は比較的自立した成人が多く，神経筋疾患，脳血管障害患者は比較的高齢の場合が多く認められます．脳性麻痺患者の高齢化も進んでおり，PAP の対象となる患者さんも多くなっています．これらの患者さんの口腔内環境は残存歯の有無，咬合関係，義歯の使用の有無など多様です．PAP は，口蓋部のみ製作するため残存歯を利用しクラスプを付与した形態を用いる方法，使用中の義歯に PAP 形態を付与する方法，新製義歯（総義歯，局部床義歯）に PAP 形態を付与する方法などを，症例により検討していきます．

(2) 舌の機能を評価する

咀嚼時や発話時における舌機能の低下を疑う所見については，舌圧の測定を行います．最大舌圧が 20kPa を下回った場合に，PAP の適応を検討します（図 9）[4]．

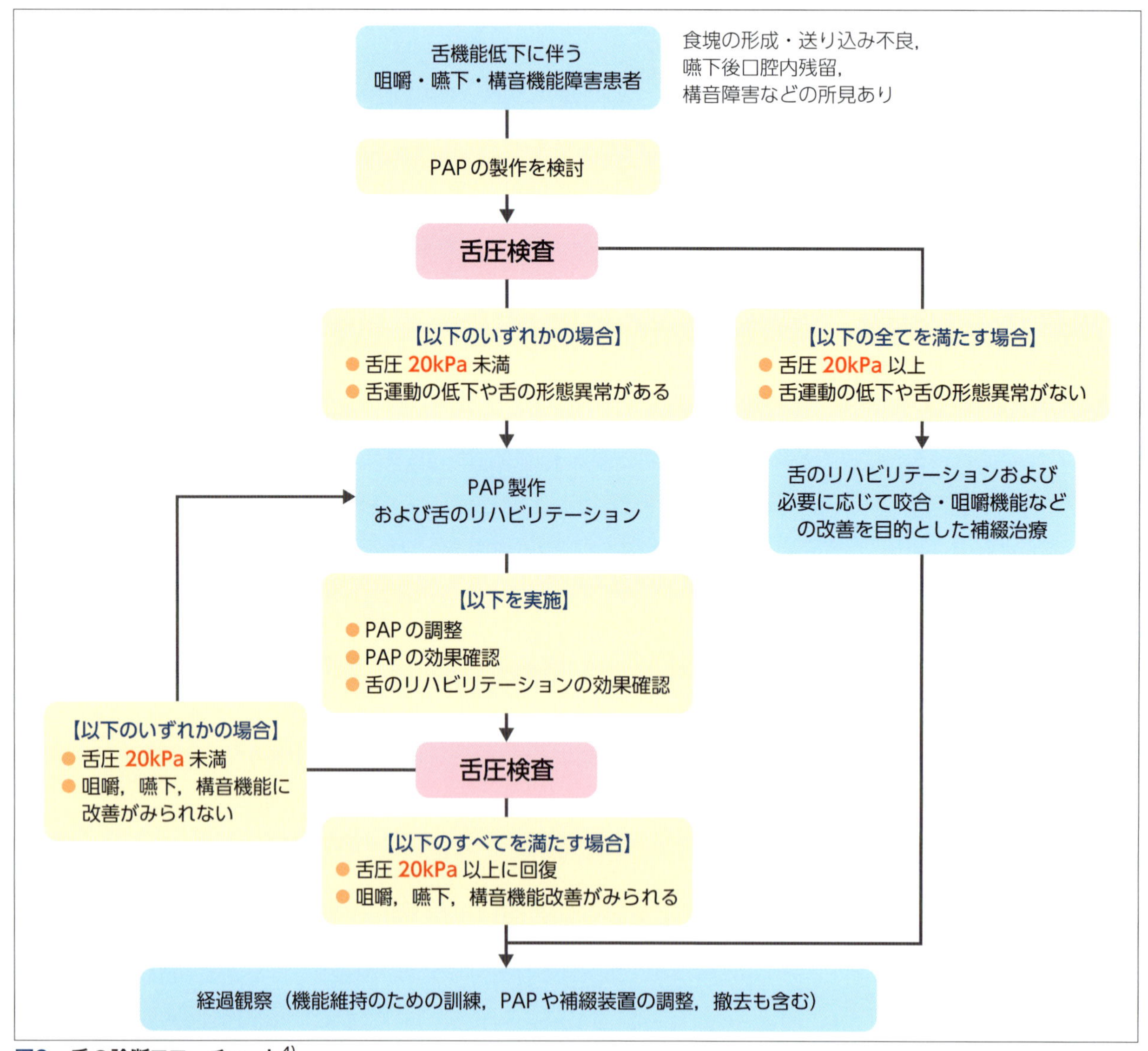

図9　舌の診断フローチャート[4]

一方で，これまで本書で述べてきたような評価に基づき舌機能の評価も実施可能です．「ペコぱんだ」による簡易舌圧評価（**2章6節，3章2節**参照）では，グリーン（普通）がつぶれなければ，舌圧が20kPa以下のおそれがあり，適応と考えてよいでしょう．また，食物残渣が口蓋に付着している症例や舌苔がみられる症例，嚥下後に舌の上に食べものが残留する症例なども適応となります．

（3）舌と口蓋の接触状態の確認

新製義歯の場合には，基礎床または仮床試適のステップの際に実施します．使用中の義歯においても実施可能です．

作業模型上で基礎床または排列済みの仮床の口蓋全面にココアバター（ワセリンなど）を塗布し，アルジネート印象材を均一に振り掛けます（**図10**）．それを口腔内に装着し，空嚥下を指示します．空嚥下によって舌が口蓋に接するとアルジネート印象材が除去または湿潤され，パラトグラムが採取できます（**図11**）．その後，装置を口腔外に取り出し，除去または湿潤されている場所を確認しながらこの作業を数回行い，舌と口蓋の接触位置を確かめていきます．接触していない部分にはコンパウンドやユーティリティワックスなどを用いて接触可能となるように築盛します（**図12，13**）．最終的にはバランスよく全体が接触するように調整し（**図14**），装着後は装着感や装着時と装着していないときの嚥下時の感覚を確認します．嚥下惹起が容易にな

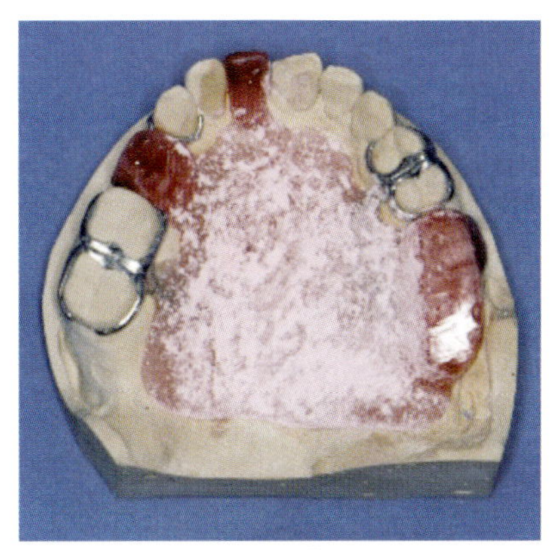

図10　PAP製作の例①
パラトグラムの準備．

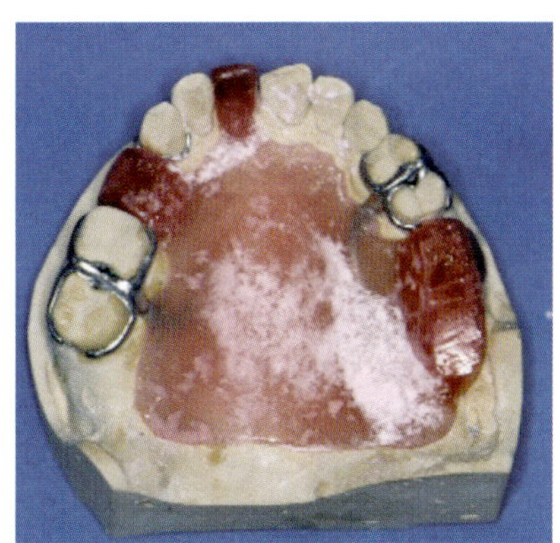

図11　PAP製作の例②
嚥下時のパラトグラム．

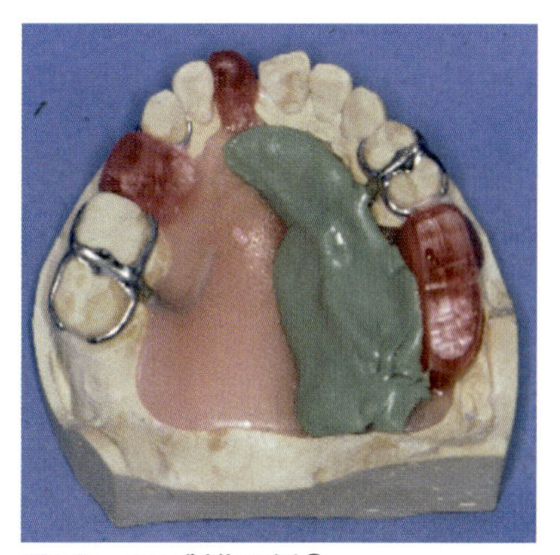

図12　PAP製作の例③
コンパウンドによって接していない個所を形成．

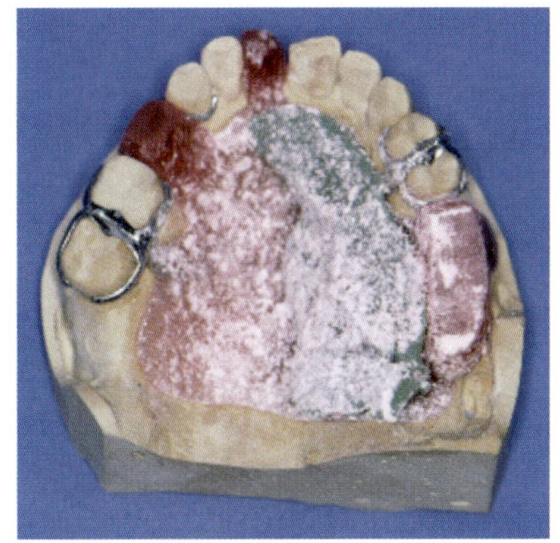

図13　PAP製作の例④
再びパラトグラムの準備．

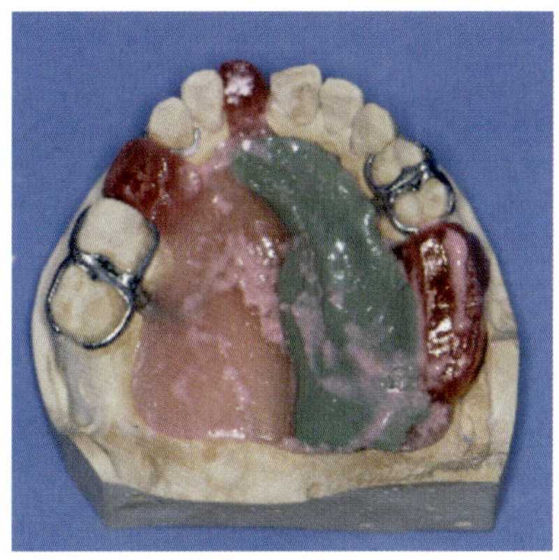

図14　PAP製作の例⑤
ほぼ全面の接触が得られた．

り，空嚥下惹起までの時間が短縮したり，RSST の回数が増加するなどの効果が認められるようになります．舌圧測定が可能であれば舌圧を測定すると，多くの場合で舌圧の向上がみられます．

3. PAP の調整

PAP の使用後，早期に使用状況について確認を行います．使用感は客観的に評価をすることが困難なことも多く，本人の使用感の聴取が重要です．舌圧の上昇が認められている場合でも，固有口腔内の狭さや違和感を訴える患者さんは多く認められます．また，訓練の効果や原疾患の進行によっては，肥厚，添加させた部分の削除やさらなる添加など，築盛の調整が必要な場合も多く，継続的な評価が不可欠になります．

4. PAP 調整時の舌圧測定

PAP の適応を考慮するうえで舌圧の測定は重要ですが，作製時や調整時，さらには予後を管理する際にも舌圧の測定は有効です．保険診療においても適宜算定が認められています．

section4

咀嚼機能を考慮した食事指導

コラム

4 咀嚼機能を考慮した食事指導

1 咀嚼機能と食形態の決定

咀嚼機能に合致しない食べものの摂取には，2つのリスクが生じます．まず，咀嚼機能を超えた食形態の摂取による誤嚥や窒息のリスクであり，さらには咀嚼機能より低い食形態の摂取による低栄養のリスクです．つまり，咀嚼機能に合致した食形態の選択が重要となります．

食形態の違いによってどのような咀嚼機能が求められるのでしょうか？ ヒトが固形物を摂取するためには，食べものを咀嚼により粉砕処理し，食塊を形成する必要があります．すなわち，歯や歯茎などで“すりつぶす”，また，舌と口蓋で“押しつぶす”ことで粉砕し，さらには咀嚼によりバラバラに粉砕された食べものやペースト状の食べものを一塊にまとめあげるといった，一連の動作です．

日本摂食嚥下リハビリテーション学会では，「嚥下調整食学会分類2021」(以下,「学会分類2021」)を公表し，摂食嚥下機能の低下した者に対する食形態の分類を提案しています（**表1**）[1]．本分類では，それぞれの食形態に必要な咀嚼能力や嚥下能力を示しています．たとえば，食べものに対する咀嚼能力は求めず，嚥下能力のみが残存している者にはコード0や1を，捕食した後に送り込む力がある者にはコード2-1を，食塊形成に関する能力がある者にはコード2-2を，押しつぶす力，すりつぶす力がある者にはそれぞれコード3,4といった食形態が推奨されています．

より具体的な物性や必要とされる咀嚼能力については，日本摂食嚥下リハビリテーション学会から発表されている「学会分類2021」を参考にするとよいでしょう（http://www.jsdr.or.jp/）．

2 咀嚼訓練食を利用した食形態決定のフロー

本来，私たちがものを食べようとしたとき，捕食する前にその食べものをどのように処理するか（噛む必要のある食べものなのか？ 舌で押しつぶして食べるものなのか？ 嚥下だけで対応するものなのか？ など）について，食べものを見る，触る，においを嗅ぐなどして過去の経験などから判断します．そして，食べものは口腔内に取り込まれる前に口唇や前歯によって適当な大きさに切り取られて捕食されますが，舌は食べものを迎えるかのように切歯の付近まで突出され，この際にも，口唇や舌は食べものの物性や温度などを感知しその後の処理方法の情報を得ます．そして，ある程度の硬さがあり，咀嚼が必要な食べものに対しては，舌で受け取った後，すばやく咀嚼側の歯の上に舌で食べものを移動させ，舌と顎の動きの協調により上下の歯列によって粉砕処理し，唾液と混ぜます．

表1　日本摂食嚥下リハビリテーション学会「嚥下調整食学会分類2021」早見表

コード		名称	形態	目的・特色	主食の例	必要な咀嚼能力	他の分類との対応
0	j	嚥下訓練食品0j	・均質で，付着性・凝集性・かたさに配慮したゼリー ・離水が少なく，スライス状にすくうことが可能なもの	・重度の症例に対する評価・訓練用 ・少量をすくってそのまま丸呑み可能 ・残留した場合にも吸引が容易 ・たんぱく質含有量が少ない		(若干の送り込み能力)	・嚥下食ピラミッド L0 ・えん下困難者用食品許可基準I
0	t	嚥下訓練食品0t	・均質で，付着性・凝集性・かたさに配慮したとろみ水（原則的には，中間のとろみあるいは濃いとろみ*のどちらかが適している）	・重度の症例に対する評価・訓練用 ・少量ずつ飲むことを想定 ・ゼリー丸呑みで誤嚥したりゼリーが口中で溶けてしまう場合 ・たんぱく質含有量が少ない		(若干の送り込み能力)	・嚥下食ピラミッド L3の一部（とろみ水）
1	j	嚥下調整食1j	・均質で，付着性，凝集性，かたさ，離水に配慮したゼリー・プリン・ムース状のもの	・口腔外で既に適切な食塊状となっている（少量をすくってそのまま丸呑み可能） ・送り込む際に多少意識して口蓋に舌を押しつける必要がある ・0jに比し表面のざらつきあり	おもゆゼリー，ミキサー粥のゼリー　など	(若干の食塊保持と送り込み能力)	・嚥下食ピラミッド L1・L2 ・えん下困難者用食品許可基準II ・UDF 区分 4(ゼリー状)（UDF：ユニバーサルデザインフード）
2	1	嚥下調整食2-1	・ピューレ・ペースト・ミキサー食など，均質でなめらかで，べたつかず，まとまりやすいもの ・スプーンですくって食べることが可能なもの	・口腔内の簡単な操作で食塊状となるもの（咽頭では残留，誤嚥をしにくいように配慮したもの）	粒がなく，付着性の低いペースト状のおもゆや粥	(下顎と舌の運動による食塊形成能力および食塊保持能力)	・嚥下食ピラミッド L3 ・えん下困難者用食品許可基準II・III ・UDF 区分 4
2	2	嚥下調整食2-2	・ピューレ・ペースト・ミキサー食などで，べたつかず，まとまりやすいもので不均質なものも含む ・スプーンですくって食べることが可能なもの	（2-1と共通）	やや不均質（粒がある）でもやわらかく，離水もなく付着性も低い粥類	(下顎と舌の運動による食塊形成能力および食塊保持能力)	・嚥下食ピラミッド L3 ・えん下困難者用食品許可基準II・III ・UDF 区分 4
3		嚥下調整食3	・形はあるが，押しつぶしが容易，食塊形成や移送が容易，咽頭でばらけず嚥下しやすいように配慮されたもの ・多量の離水がない	・舌と口蓋間で押しつぶしが可能なもの ・押しつぶしや送り込みの口腔操作を要し（あるいそれらの機能を賦活し），かつ誤嚥のリスク軽減に配慮がなされているもの	離水に配慮した粥など	舌と口蓋間の押しつぶし能力以上	・嚥下食ピラミッド L4 ・高齢者ソフト食 ・UDF 区分 3
4		嚥下調整食4	・かたさ・ばらけやすさ・貼りつきやすさなどのないもの ・箸やスプーンで切れるやわらかさ	・誤嚥と窒息のリスクを配慮して素材と調理方法を選んだもの ・歯がなくても対応可能だが，上下の歯槽堤間で押しつぶすあるいはすりつぶすことが必要で舌と口蓋間で押しつぶすことは困難	軟飯・全粥　など	上下の歯槽堤間の押しつぶし能力 以上	・嚥下食ピラミッド L4 ・高齢者ソフト食 ・UDF 区分 2 および UDF 区分1の一部

学会分類2021は，概説・総論，学会分類2021（食事），学会分類2021（とろみ）から成り，それぞれの分類には早見表を作成した．
本表は学会分類2021（食事）の早見表である．本表を使用するにあたっては必ず「嚥下調整食学会分類2021」の本文を熟読されたい．
＊上記0tの「中間のとろみ・濃いとろみ」については，学会分類2021（とろみ）を参照されたい．本表に該当する食事において，汁物を含む水分には原則とろみを付ける．
ただし，個別に水分の嚥下評価を行ってとろみ付けが不要と判断された場合には，その原則は解除できる．
他の分類との対応については，学会分類2021との整合性や相互の対応が完全に一致するわけではない．

（日本摂食嚥下リハビリテーション学会．嚥下調整食学会分類2021．より）[1]

動画で確認
1. ペースト食の咀嚼
2. 押しつぶしの咀嚼
3. 通常の咀嚼

摂取した食べものがプリンのような軟らかいものの場合，歯を使う咀嚼はほとんど行われず，舌と口蓋で押しつぶすように処理されます（**図1**）．ペースト食やミキサー食のような咀嚼をする必要がない食物の場合には，口腔の役割は食べものをまとめて咽頭に送り込むことに限定されます（**図2**）．

ここで，固形物を咀嚼する際の咀嚼運動について観察してみましょう．舌で受け取った食べものを片側の臼歯部に運ぶ際には，開閉口路は，片側に偏位する咀嚼サイクルを示します．一方，頬と口唇は，臼歯部に運ばれてきた食べものを支えるために内側に引かれます（**図3**）．口に捕らえた食べものの物性に応じた咀嚼運動を示していれば問題はありませんが，本来，咀嚼が必要な食べものについても必要に応じた咀嚼運動がみられない場合があります．この際には，十分に食べものを粉砕することなく咽頭流入させるおそれもあるため，食形態の考慮が必要となります．

動画で確認
4. ビデオA（咀嚼の外部評価）
5. ビデオB（咀嚼の内部評価）
6. ビデオC（咀嚼の外部評価）

ビデオA，Bは咀嚼が必要な試験食に対して，咀嚼運動が単純な上下運動を示す症例です．その際の嚥下内視鏡検査では，粉砕・食塊形成されない状態で咽頭流入している所見が示されています．一方で，**ビデオC**では，ミキサー食状の食べものを摂取しているにもかかわらず，単純な開閉口運動を繰り返していることから，この症例においても合理的な咀嚼運動はできていないと考えられます．

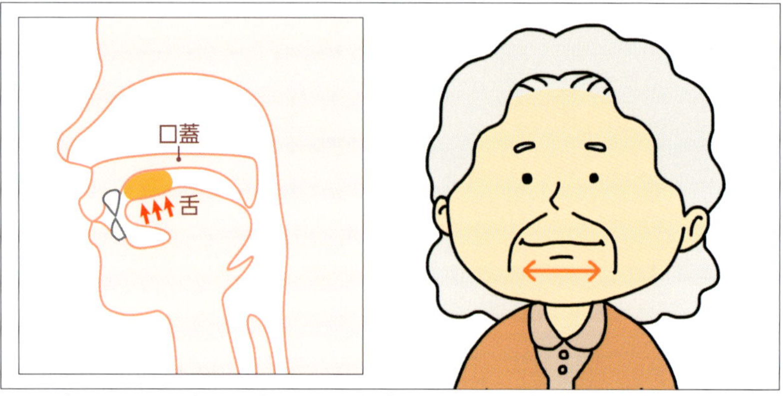

図1　押しつぶしの必要な食品，やや咀嚼を必要とする食品を食べるときに必要な動き（弱い咀嚼）
顎は単純な上下運動（押しつぶし）で，左右の口角が同時に伸縮する．若干の下顎の偏位がみられる．

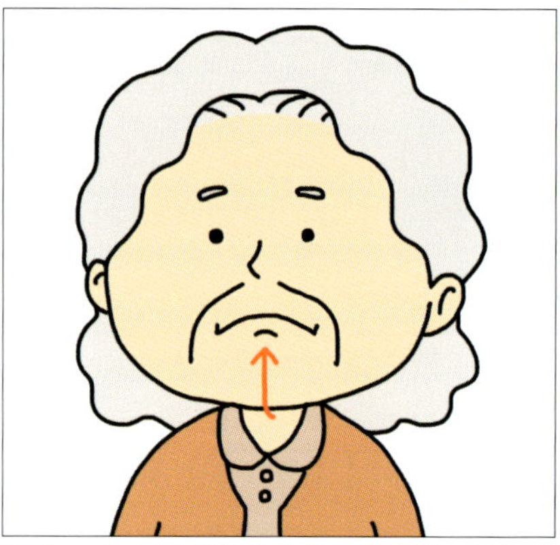

図2　ペースト食やミキサー食を食べるために必要な動き（単純上下運動）
顎は単純な上下運動で，下顎は舌の動きに連動した上下の動きをする．口腔内で食べものをつぶす動き，食べものを歯の上に乗せるなどの複雑な動きはない．

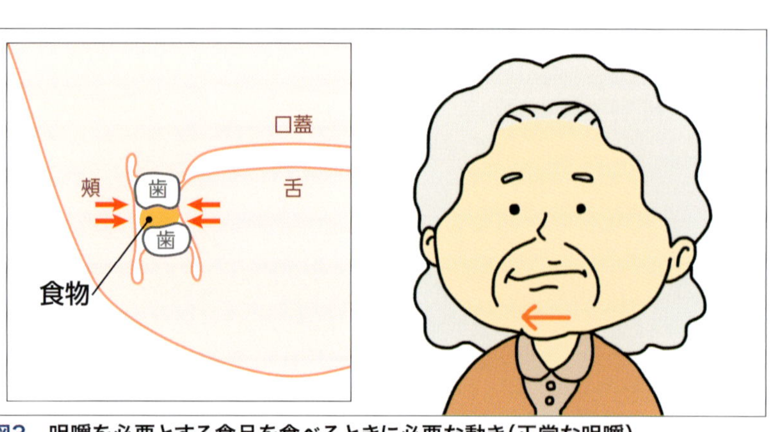

図3　咀嚼を必要とする食品を食べるときに必要な動き（正常な咀嚼）
下顎が咀嚼側に偏位し，顎と舌が左右に動く．舌は食べものを咀嚼側に運ぶ．口唇がねじれるような動きをし，口角は咀嚼側が引ける．

ここで，筆者らが行った，外部観察からみた咀嚼運動観察評価と嚥下内視鏡所見との関連について示します（**図4**）．咀嚼を必要とする試験食（大塚製薬工場：プロセスリード）を用い，患者さんの咀嚼運動評価を外部観察評価にて行い，さらに咽頭流入されてくる食塊の性状の評価と比較しています．外部観察による咀嚼運動を観察評価をすることで，咽頭流入する際の食塊の性状が推測できることを示しています．

a：咀嚼運動評価の基準

運動の評価	評価内容の詳細
1．正常な咀嚼運動	下顎の咀嚼側への偏位があり，口角の咀嚼側への牽引も認められ，口唇は閉鎖したままである
2．弱い咀嚼運動	下顎の咀嚼側への偏位や口角の咀嚼側への牽引はいずれも弱いが認められる
3．単純上下運動が中心	下顎の上下運動が可能であるが，下顎の咀嚼側への偏位や口角の咀嚼側への牽引は認められない

b：咽頭流入時の試験食の性状

食塊の性状	咀嚼前の試験食	**1．均質：** 大部分が粉砕されてよく混ざり合っている	**2. 一部不均質：** 一部粉砕されていないものが残り，一部混ざり合っていない	**3．不均質：** 大部分が粉砕されておらず，混ざり合っていない
実際の写真				

動画で確認

7. 均一に咀嚼された試験食
8. 一部不均一に咀嚼された試験食
9. 不均一に咀嚼された試験食

c：外部観察による咀嚼運動の評価と，咽頭流入した試験食の性状評価の関係

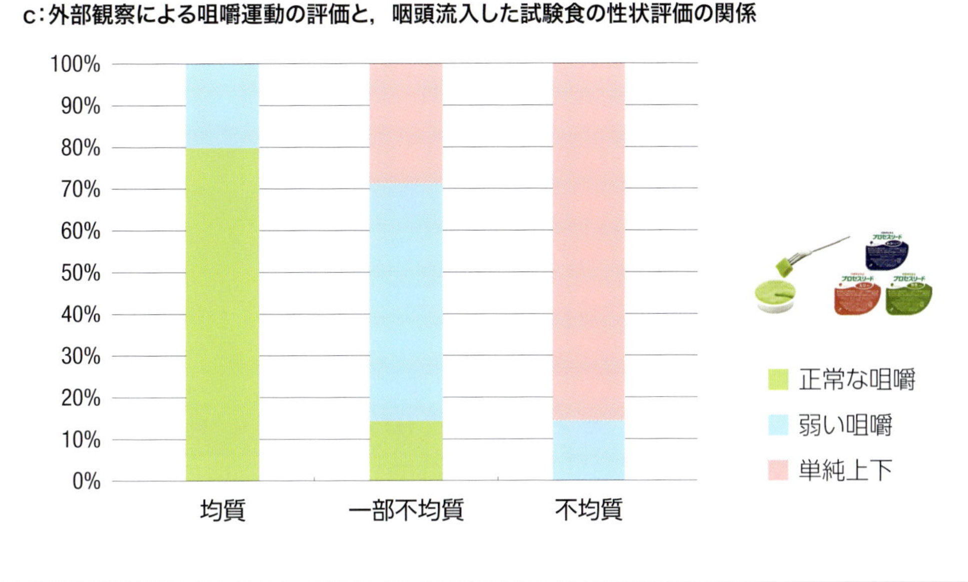

図4　外部観察からみた咀嚼運動観察評価と嚥下内視鏡所見との関連[2)]

対象者に試験食（大塚製薬工場：プロセスリード）を食べてもらい，咀嚼運動を外部から観察し，aの基準に沿って分類．同時にVFにより咽頭流入時の試験食の性状を確認した（b）．その結果，咀嚼運動評価の段階と咀嚼後の試験食の食塊性状に関係があることがわかった（c）．

試験食を用いた本外部観察評価は，運動障害性咀嚼障害を推しはかる指標となる可能性を示しています．さらに，これをもとに外部観察評価から食形態を導く簡単なフローチャートを提案しています（**図5**）[3]．

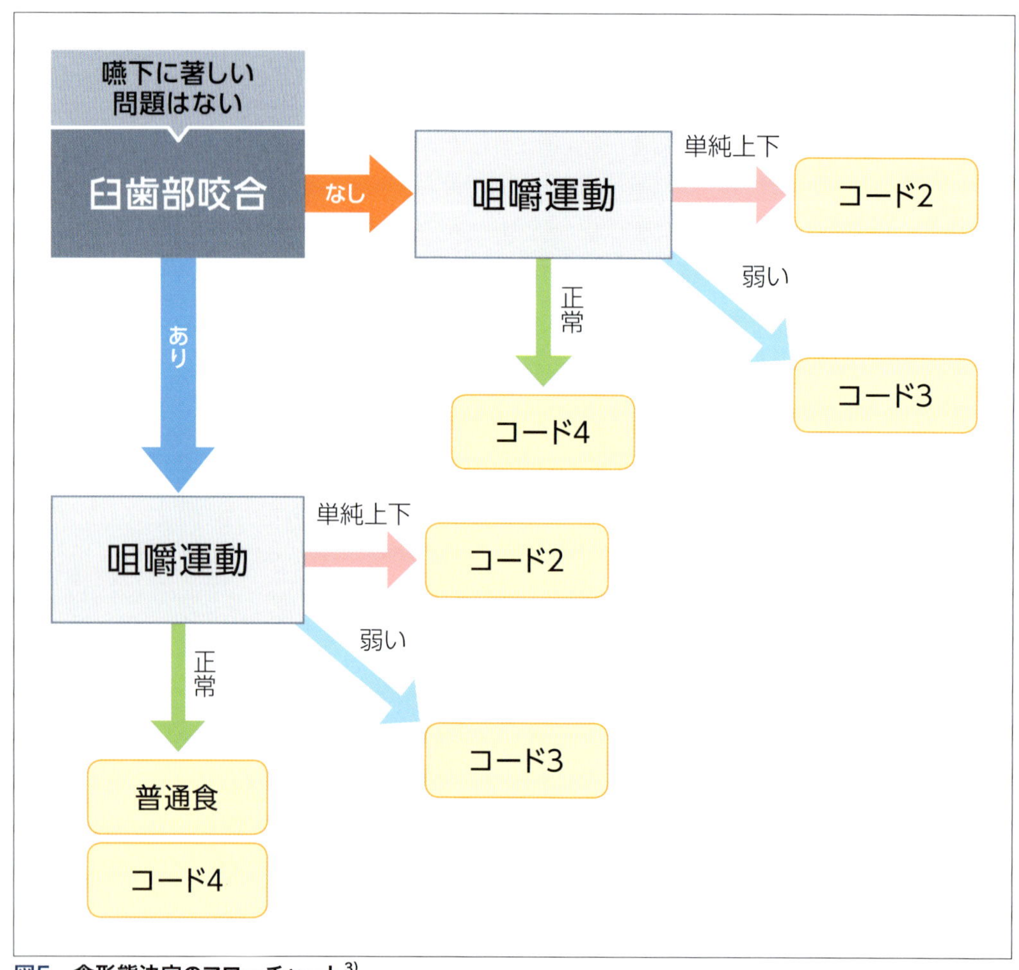

図5　食形態決定のフローチャート[3]
コードは「学会分類2021」に基づく

臼歯部咬合が存在して咀嚼運動が正常ならば普通食の提供は可能です．しかし咀嚼運動が十分でないとペースト食（コード2）の摂取が推奨されます（運動機能性咀嚼障害）．逆に臼歯部咬合はなくとも咀嚼運動がしっかりしていれば，軟菜食（コード4）程度のものは摂取可能です．

高齢者施設などで義歯を入れずに常食を食べている高齢者が現実的にいるのはこのためです．

嚥下，咀嚼機能を考慮した市販食品の選び方，入手法

1．学会基準に対応した市販食品

ここまで示してきたように，「学会分類 2021」は患者さんの摂食嚥下機能に合わせて安全で低栄養にならないための食事を提供する基準として提案されてきました．しかし，その普及は病院や施設の一部にとどまっているのが現状です．さらに，筆者らの調べでは，在宅患者さ

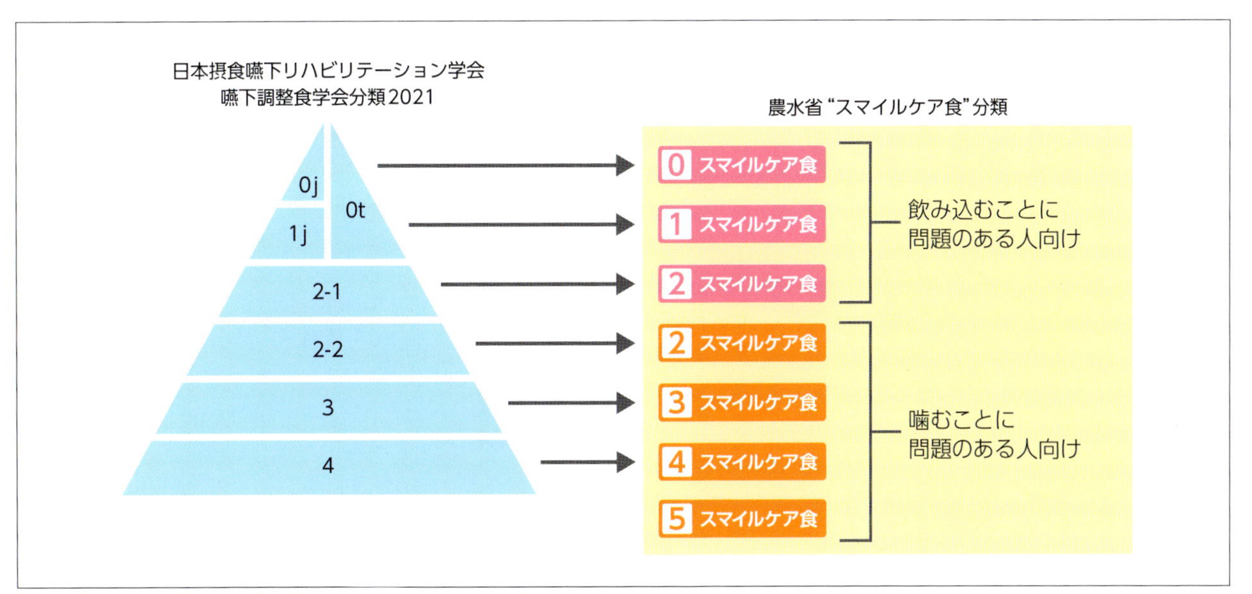

図6　嚥下調整食学会分類2021とスマイルケア食の対応

んの7割近くの者が自らの咀嚼機能や嚥下機能に合致しない食形態を食べていることが明らかになっています．この理由として，咀嚼機能や嚥下機能の評価が在宅を中心に行われておらず，患者さんはどのような食形態で食べたらよいかわからないことが挙げられます．また，患者さんの摂食嚥下機能に配慮した食事の意義が知られていないのも事実です．さらに，病院食などで標準化されつつある食形態の分類が，在宅の環境には存在しないという問題もあります．

そこで，この「学会分類 2021」を基準にして地域で一貫した支援を行うために，統一した基準の提示や，情報の共有を目的とした取り組みが始まっています．

農林水産省では，“スマイルケア食”“そしゃく配慮食品”と銘打って，これまで「介護食」といわれていた市販のやわらか食などを「学会分類 2021」に合わせる形で分類をおこないました（**図6**）．

病院からの在宅へ退院した時，「学会分類2021」とスマイルケア食との対応を知っておけば，病院や施設で食していた食事の形状とほぼ同じものを在宅で継続して食することができます．退院時指導の場面などでスマイルケア食の分類を提示することで，スムーズに在宅療養に移行できると考えます．家族など調理する者は，その食品をサンプルとして物性や食材の大きさなどを理解しやすく，“お手本”としての利用も望まれます．地域の歯科医院においても，先の「食形態決定のフローチャート」（**図5**）によって患者さんにとって最適な食形態を学会基準に従って導き出したあと，スマイルケア食の段階を紹介することもできます．

今後，病院・施設や在宅で摂食嚥下障害を持った人たちに対してこのものさしが利用され，地域連携にも威力を発揮されることを期待しています．

2. 市販食品の入手法の提案

ここまで紹介してきたような嚥下調整食を入手するためには，主食や主菜が揃った一食単位では通所施設の食事を利用したり，宅配食を注文するという方法が考えられます．

調理済みの食材や「学会分類 2021」コード1や0に対応したゼリーなどは，介護食品の専

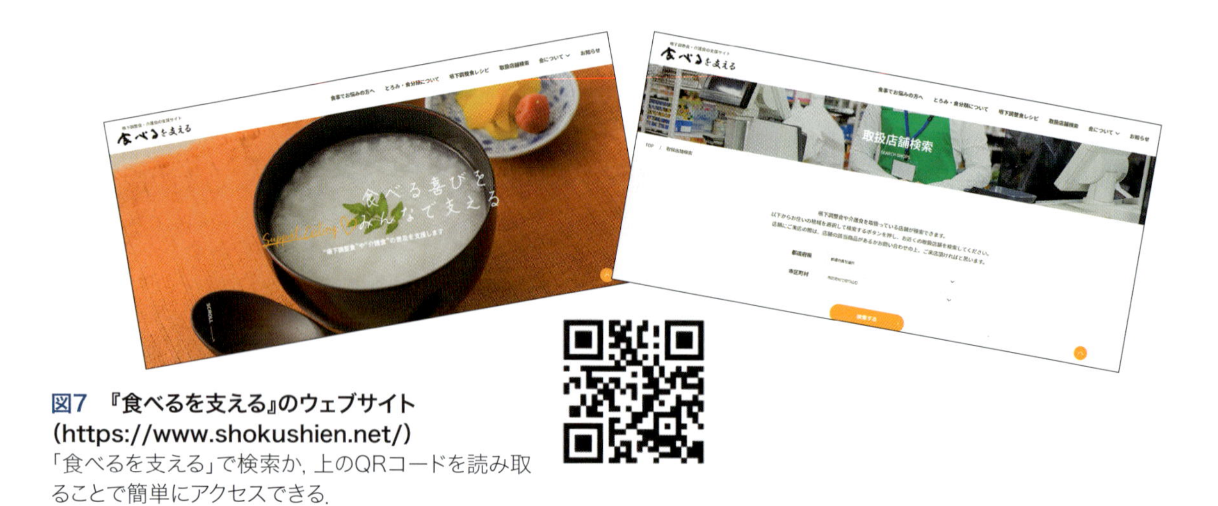

図7 『食べるを支える』のウェブサイト (https://www.shokushien.net/)
「食べるを支える」で検索か，上のQRコードを読み取ることで簡単にアクセスできる．

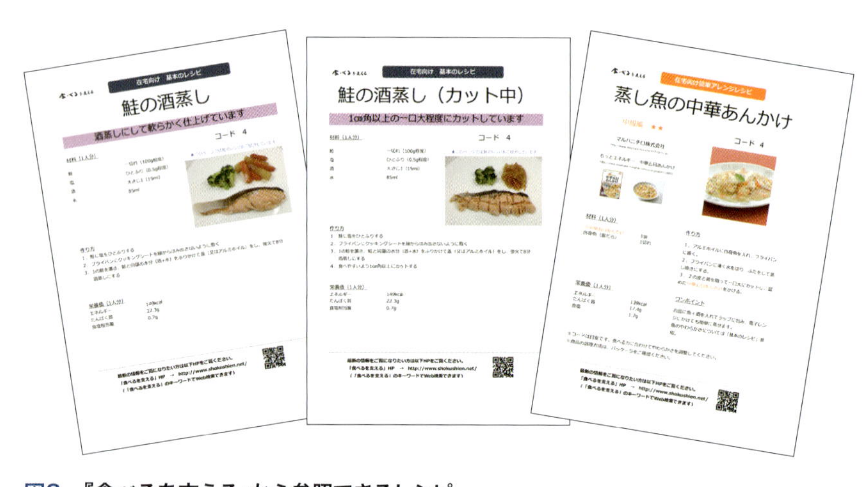

図8 『食べるを支える』から参照できるレシピ
基本レシピからアレンジレシピ，在宅訪問管理栄養士のプロが教えるアレンジレシピなど多彩なレシピが揃う．

門ショップやドラッグストア，スーパーやコンビニエンスストアなどで手に入れることも可能です．そのためには，患者さんが住んでいる地域でどの施設やどのお店でこれらの食事が提供可能なのか，入手することができるのか知ることが必要です．

そこで，地域（住所）を入力することで，この食事が提供可能な施設や購入可能な店舗を検索できるWEBサイト『食べるを支える』(https://www.shokushien.net/：図7）を作成し，全国の情報が検索可能となりました．また，このサイトでは，家庭で調理が可能な介護食のレシピも検索可能で，印刷して利用できるようになっています（図8）．患者さんやご家族に対して指導する際にはこうしたウェブサイトを活用し，患者さんとそのご家族の生活に適した食事の形を見つけていくことが大切です．

4 嚥下機能を考慮したとろみ付与

摂食嚥下機能の低下は，低栄養のリスクに加え，窒息や誤嚥のリスクも高めます．また，なにより患者さんが「食べることが楽しい」と感じなくなってしまいます．

一方，食事の形態を工夫することで，おいしく安全に食べ続けることができるのも事実です．しかし，本人の咀嚼機能・嚥下機能に合致しない食形態で食べている場合も多くみられます．摂食嚥下障害をもった人に適した食事を医療の場面では“嚥下調整食”とよび，介護や実生活の場面では“介護食”とよんでいます．地域で暮らし続けるためには，自宅や病院，施設などどこにいても本人の食べる機能に合った食事を食べ続けることができるようにすることが重要になります[4~8]．

1. 水分のとろみ付与

水は流動性が高く，凝集性の低い物性です．これを言いかえると，水は「サラサラと動きが速くまとまりがない」といえます．食べものを飲み込む際には，喉頭を閉鎖し気道への誤嚥を防止しますが，喉頭が閉鎖される約0.5秒の間にタイミングよく飲み込む必要があります．しかし，「動きが速くまとまりのない」水を飲み込む際は咽頭閉鎖のタイミングが合わせにくく，水は最も誤嚥しやすいものといえます．こうした理由によって摂食嚥下障害患者は水の摂取を避けるようになり，必要な水分量の確保が困難になることで，脱水のリスクが生じてきます．

そこで，水分に「とろみ付け」をすることで，流動性を抑えて凝集性が増し，「ゆっくりまとまって動く」ようにすることで嚥下しやすい状態に変化させることが可能となります．

水分へのとろみ付与は，摂食嚥下障害患者には必須の指導内容となります．とろみの程度に関しては，日本摂食嚥下リハビリテーション学会が「学会分類2021（とろみ）」として基準を出しています[1]．本書が対象とするオーラルフレイルの患者であっても，水分がうまく飲めない場合があります．一般的なとろみ付与の方法を**図9**[9]に，上記の学会分類に応じたとろみの段階を**表2**[1]に示します．

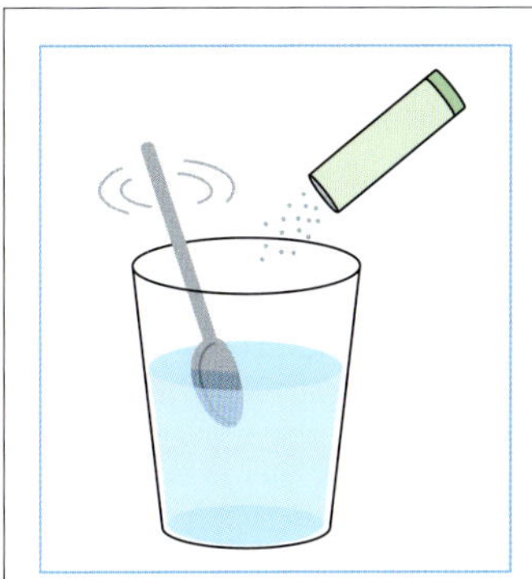

①飲みものをにとろみ調整食品を入れ，すぐに30秒ほどかき混ぜる（飲みものの量は軽量カップで量る）

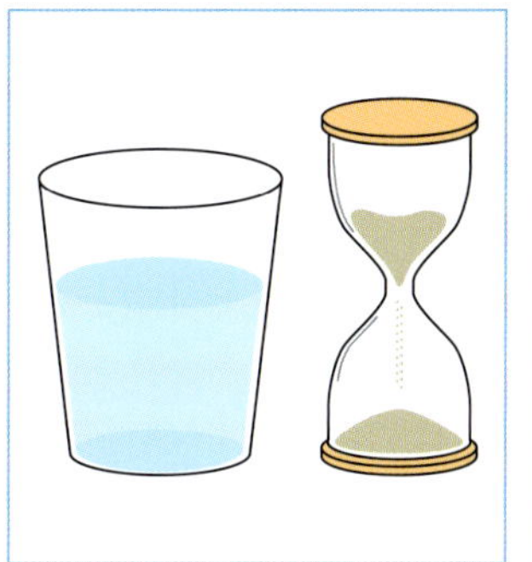

②溶かしてから2～3分でとろみの状態が安定する

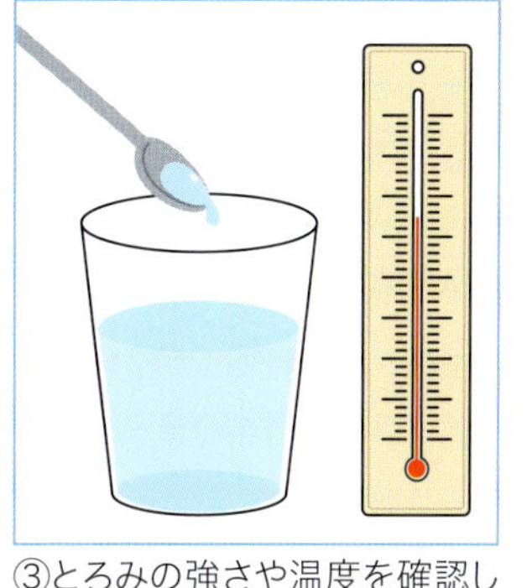

③とろみの強さや温度を確認してから飲む

注意点

一度とろみの付いたものに後からとろみを加えようとするとダマになりやすいので，ゆっくりかき混ぜてとろみの状態をみながらとろみ調整食品を加えたり，後から水分を加えたりしない．

図9　一般的なとろみの付け方（水・お茶の場合）　（ヘルシーフード株式会社．初めてとろみをつける方に．より）[9]

表2　とろみの度合い

	概要	口腔内での広がり方	外見からみる物性
薄いとろみ	中間のとろみほどのとろみの程度がなくても誤嚥しない「より軽度の症例」を対象．とろみの程度が軽いため，患者の受け入れはよい	口に入れると口腔内に広がるが，飲み込む際に大きな力を要しない程度．細いストローでも十分に吸える	コップに入れて傾けると動くのが少し遅いと感じられるが，別のコップへの移し換えは容易
中間のとろみ	明らかにとろみがあることが，「drink」するという表現が適切なとろみの程度	口に入れてもすぐには広がらず，舌の上でまとめやすい．細いストローで吸うには力がいるため，太いストローを用意する	スプーンで混ぜると少し表面に混ぜ跡が残り，すくってもあまりこぼれない
濃いとろみ	明らかにとろみが付いており，スプーンで「eat」するという表現が適切．重度の嚥下障害の症例を対象としたとろみの程度．中間のとろみで誤嚥のリスクがある症例でも，安全に飲める可能性がある	口の中でまとまりがよく，咽頭に送り込むのに力が必要．ストローの使用は適していない	コップに入れて傾けてもすぐに縁までは落ちない．フォークでも少しはすくえる

（日本摂食嚥下リハビリテーション学会．嚥下調整食学会分類2021．より）[1]

2. とろみ付与において知っておく重要なポイント

(1) とろみの程度を安定して調整できるようにするため，画一化した方法を設定する

たとえば，患者さんに説明する際に「100mLの水・お茶に対してとろみ調整食品を○○%，または○○g」と規定して伝えるとよいでしょう．もしくはとろみ調整食品をすくうスプーンを指定し，「このスプーン○杯分」という形でもわかりやすくなります．

(2) メーカー・ブランドごとに異なるとろみ調整食品の特性を知る

とろみ調整食品はさまざまなメーカーからさまざまなブランドで販売されています．さまざまな種類があるということは，さまざまな特性があるということです．主な特性の違いとして，とろみを付ける「強さ」の違いがあります．そこで，**表3**に主なとろみ調整食品をまとめ，さらに同じとろみ状態にするのに必要なとろみ調整食品の量によって大きく2種類に分類してみました．分類は「少量高粘度タイプ」「標準タイプ」です．

「少量高粘度タイプ」は，その名のとおり少量で目標とするとろみ状態をつけることが可能です．結果，経済性にも優れているといえますが，慣れていないと扱いにくいと感じるかもしれません．それに比べて，「標準タイプ」は多少の量の違いではとろみの具合に影響を与えませんので，使用感はよいともいえます．

本分類は大きく2種類に分別していますが，厳密には1つ1つのとろみ調整食品によって，与えられるとろみの強さは異なります．患者さんやそのご家族に指導する際には，目標とするとろみの程度に対してどのような形でとろみ調整食品を加えていけばよいか，確認をしながら指導を進めるとよいでしょう．

表3　メーカー・ブランドごとのとろみ調整食品と，とろみの強さ

とろみ調整食品	メーカー	とろみの強さ（タイプ）
トロミスマイル	ヘルシーフード	標準
トロミパワースマイル		少量高粘度
トロミクリア		標準
トロミアップエース	日清オイリオ	標準
トロミアップパーフェクト		少量高粘度
新スルーキングi	キッセイ薬品工業	標準
スルーソフトQ		標準
スルーマイルド		標準
トロメリンV	ニュートリー	少量高粘度
トロメリンEX		少量高粘度
ソフティア1 SOL		標準
ソフティアS		標準
ソフティアSUPER S		少量高粘度
トロメイクSP	明治	標準
トロメイクコンパクト		少量高粘度
トロメイククリア		標準
かんたんトロメイク		標準
つるりんこQuickly	クリニコ	標準
つるりんこpowerful		少量高粘度
ネオハイトロミールⅢ	フードケア	少量高粘度
ネオハイトロミールR&E		標準
ネオハイトロミールスリム		標準
ネオハイトロミールNEXT		標準
とろみファイン	キユーピー	標準

【とろみ強さの実験方法】
水100mL（20℃±2.0）に2%とろみ剤を添加し，3回/秒の速さで30秒間撹拌した．その後，30分間設定温度20℃でインキュベート．
30分後にコーンプレート型回転粘度計（設定温度20℃，ずり速度50s-1における1分後の粘度：学会分類，コーンアングル1°，直径35mm）で粘度を測定．
※測定結果が350mPa･sを基準点として「標準」「少量高粘度」に分類．

（県立広島大学　栢下　淳先生のご協力のもと作成．『食べるを支える』のウェブサイトよりダウンロード可能）

(3) 飲みものの温度や種類によってとろみが安定するまでの時間が異なることを理解する

飲みものととろみ調整食品を混和した後，数分間放置する必要があります．さらに，ジュースや乳製品，また低温の液体はより長い時間を要します（**図10**）．こうしたことを知らずにとろみを付けると，十分にとろみが付いていないと考えてしまい，さらにとろみ調整食品を加えてしまうことで，とろみの程度が強くなりがちとなってしまいます．

とろみが付きにくい食品については，「混ぜる→放置（3〜5分）→再び混ぜる（とろみ調整食品は追加しない）」という手順の「2度混ぜ法」を実践すると，目標とするとろみの段階にたどり着きやすくなります．

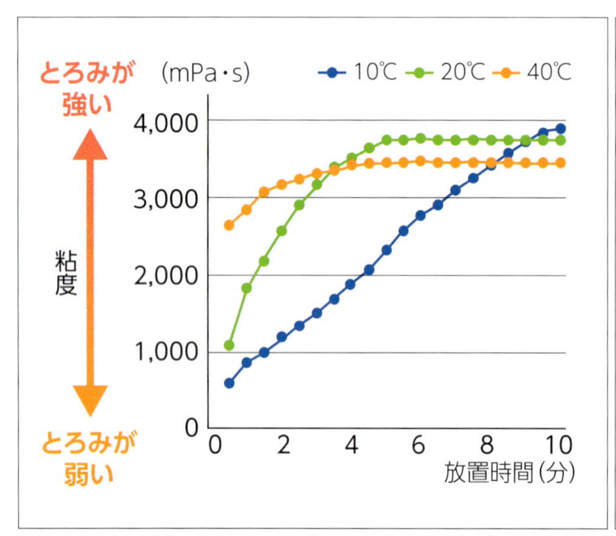

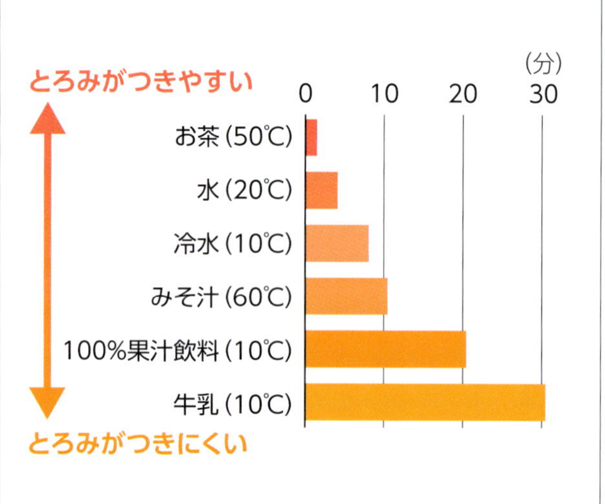

図10　温度によるとろみの付き方の違い(左)と，飲みものの種類によるとろみの付き方の違い(右)（ヘルシーフード株式会社．初めてとろみをつける方に．より）[9]
冷たい飲みものはとろみが付くのに時間がかかるが，最終的には同じ粘度になる．

5 嚥下，咀嚼機能を考慮した調理法

口腔機能が低下している患者さんが栄養を摂取するには，食材の調理の段階から改善する必要がある場合があります．以下に，「学会分類2021」に応じた食材へのアプローチを紹介します．

1. 主訴・食材ごとの調理上の工夫

とろみ調整食品によるとろみ付けは，主に飲みものを対象としたものです．本項では，形のある食材をいかに調理していくか，その考え方について紹介します．

必要な栄養量を確実に摂取するために，摂食嚥下機能に合った食形態に調整することを検討する必要があります．食材を調理する際の工夫について，**表4**に示します．患者さんやご家族と相談し，食材について改善できる点はないか，探すとよいでしょう．

表4　摂食嚥下機能に合わせて配慮が必要な食材例と対策

食事に対する主訴	食材例	対策
噛みにくい	だいこん，きゅうり	5～8mm角・厚に切る
	なす，きゅうり，トマト	皮をむく
	長ねぎ，白菜，にんじん	繊維に対して直角に切る
	大根，きのこ類	切り目(隠し包丁)を入れる
	肉，魚介類	筋を取り除く，筋目に切り目を入れる，めん棒でたたく，脂身の多い部位を選ぶ，ミンチ状にする
	根菜類，肉，魚介類	圧力鍋などを利用して軟らかく煮込む，酵素の作用を利用して軟化させる
	葉物野菜	茎は切除する，葉の部分は端から丸めて厚みをもたせる
パサパサ，バラバラしていて，口のなかに残りやすい．誤嚥しやすい	パン，いも類，揚げ衣	飲みものや煮汁，ソースなどの水分を含ませる，マヨネーズなどの油脂類で和える
口の中でまとまりにくく飲み込みにくい	そぼろ，米飯，ひじき	あんかけにする，大根おろしやとろろを添える，油脂類などで和える
誤嚥しやすい	水，果物	とろみをつける，コンポートにする
窒息のおそれがあるので，できれば避けたい食品	煮豆の皮	できるだけ控える
	餅，団子	

2.「学会分類 2021」に相当する形態に調理するための方法[10)]

先に紹介した日本摂食嚥下リハビリテーション学会の「学会分類2021」に応じた嚥下調整食の形態調理するためのヒントを示します．

(1) 嚥下調整食　コード 4

コード 4 の形態は「かたさ，ばらけやすさ，貼りつきやすさなどがないもの」とされています．箸やスプーンで容易に切れるよう，具材を選択し，軟らかく調理します．魚は焼くのではなく煮たり蒸したりします（**図 11a**）．

(2) 嚥下調整食　コード 3

コード 3 の形態は「形はあるが，押しつぶしが容易，食塊形成や移送が容易，咽頭でばらけず嚥下しやすいように配慮されたもの」とされています．コード 4 の調理方法ををさらに進め，押しつぶせる程度の軟らかさにします．また，「咽頭でばらけずに嚥下しやすいよう」にするために，とろみやあんをかけてまとまりやすく仕上げるとよいでしょう（**図 11b**）．

(3) 嚥下調整食コード 2-2，2-1

コード 2-2 の形態は「ピューレ，ペースト，ミキサー食などで，べたつかず，まとまりやすいもので不均質なものを含む」とされ，コード 2-1 では「ピューレ，ペースト，ミキサー食など，均質でなめらかで，べたつかず，まとまりやすもの」とされています．2-2 ではミキサーやフードプロセッサーを使って調理します（**図 11c**）．2-1 についてはミキサーを使用し，仕上がりが均一になるようにします（**図 11d**）．また粥は離水に配慮します．

(4) 嚥下調整食　コード1，0

コード1jは「均質で，付着性，凝集性，硬さ，離水に配慮したゼリー・プリン・ムース状のもの」とされ，少量で丸のみできるものを提供します（図11e），コード0jは「均質で，付着性，凝集性，硬さに配慮したゼリー」とあり，コード1jと0jの違いとして，後者では「たんぱく質含有量が少ない」という特徴があります（図11f）．

(5) その他の工夫

認知機能の低下や覚醒状態の悪化などにより食事が進まない場合は，はっきりした味付けにする，香辛料などを利用して香りを強くする，体温と差がある温度にするなどの刺激があったほうがよいでしょう[10]．

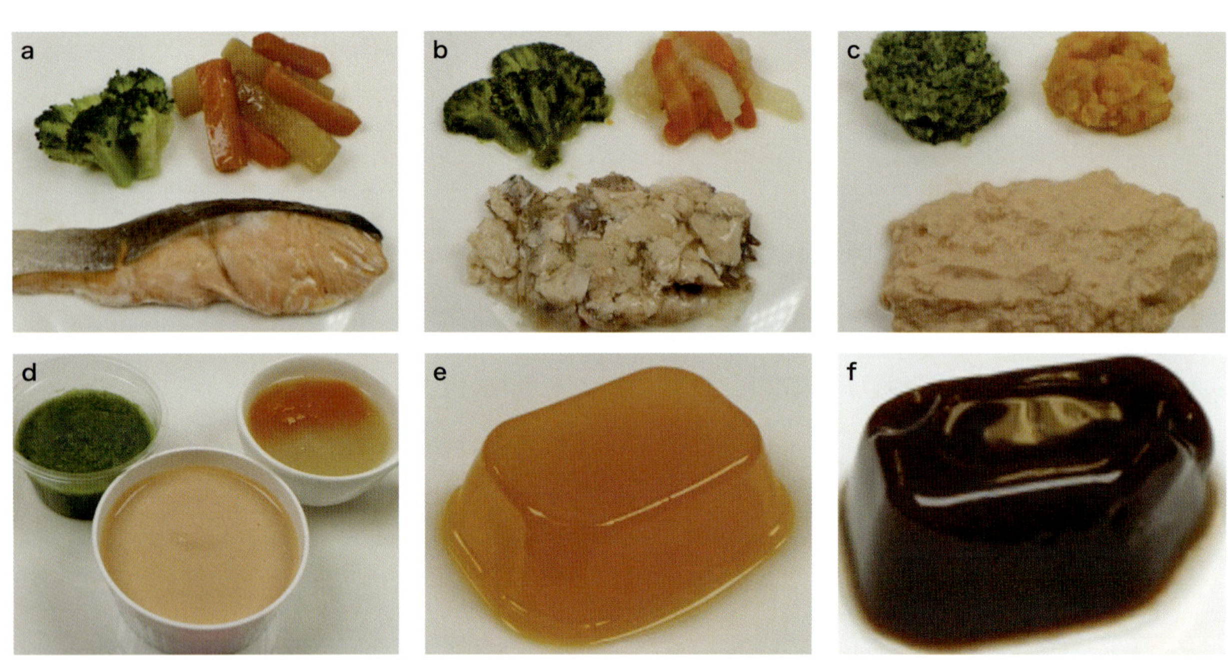

図11　嚥下調整食「学会分類2021」に応じた食形態
a:コード4, b:コード3, c:コード2-2, d:コード2-1, e:コード1, f:コード0

column

ゲル化剤を使用した全粥ゼリー

「学会分類2021」のコード2-2，3の「主食の例」の列には「離水」という言葉が出てきます．離水とは，口腔内の唾液の酵素により米飯（お粥）のでんぷんが分解され，水分が出てきてしまうことをいい，離水した水分によりムセが生じることがあります．これを防ぐためにはゲル化剤をお粥に混ぜ，離水しないようにします．
全粥ゼリーの調理法として，
①できたて（70℃以上）の全粥をミキサーに入れる
②全粥の重量に対し1～2％のゲル化剤をミキサーに入れ1分間攪拌する
という手順です．ゲル化剤の使用量は食材やゲル化剤の性質によって異なりますので，説明などをよく読むことが大切です．
（参考：株式会社フードケア．スベラカーゼ．http://www.food-care.co.jp/products/sbk/index.html）[11]

2節文献

1) 日本摂食嚥下リハビリテーション学会医療検討委員会. 訓練法のまとめ(2014版). 日摂食嚥下リハ会誌. 2014;18(1):55-89.
2) 菊谷　武, 西脇恵子. これ, いいね!「ペコぱんだ」を利用した舌のレジスタンス訓練. 日本歯科評論. 2013;23(3):286-290.
3) Wada S, Tohara H, Iida T, et al. Jaw-opening exercise for insufficient opening of upper esophageal sphincter. Arch Phys Med Rehabil. 2012 ;93(11):1995-1999.
4) Shaker R, Easterling C, Kern M, et al. Rehabilitation of swallowing by exercise in tube-fed patients with pharyngeal dysphagia secondary to abnormal UES opening. Gastroenterology. 2002;122(5):1314-1321.
5) Shaker R, Kern M, Bardan E, et al. Augmentation of deglutitive upper esophageal sphincter opening in the elderly by exercise. Am J Physiol. 1997;272(6 Pt 1):G1518-1522.
6) Maeda H, Fujishima I. Optimal load of head-raising exercise-sustained head-lift time and number of head-lift repetitions in Japanese. Deglutition. 2013;2:82-83.
7) 岩田義弘, 寺島万成, 長島圭士郎. 高齢者に対する頸部等尺性収縮手技(chin push-pull maneuver)による嚥下訓練-自己実施訓練の効果-. 耳鼻と臨床. 2010; 56(Suppl.2 P):S195-S201.
8) 杉浦淳子, 藤本保志, 安藤　篤, ほか. 腫瘍術後の喉頭挙上不良を伴う嚥下障害例に対する徒手的頸部筋力増強訓練の効果. 摂食嚥下リハ会誌. 2008;12(1):69-74.
9) Fujiu M, Logemann JA. Effect of a Tongue-Holding Maneuver on Posterior Pharyngeal Wall Movement During Deglutition. Am J Speech Lang Pathol. 1996; 5: 23-30.
10) 倉智雅子. 嚥下訓練の EBM-前舌保持嚥下法の EBM. 聴覚言語研究. 2010;7:31-38.
11) 髙橋圭三, 倉智雅子, 浅海岩生. 表面筋電図の筋電量の解析による健常若年者の舌骨上・下筋群活動に及ぼす前舌保持嚥下法の影響. 新潟リハビリテーション大学紀要. 2012;1:51-60.
12) Froeschels E, Kastein S, Weiss DA. A method of therapy for paralytic conditions of the mechanisms of phonation, respiration and glutination. J Speech Hear Disord. 1955;20(4):365-370.
13) Boone DR, McFarlane SC著, 廣瀬　肇, 藤生雅子訳. 音声障害と音声治療. 医歯薬出版, 1992. 182-185.
14) Yamaguchi H, Yotsukura Y, Sata H, et al. Pushing exercise program to correct glottal incompetence. J Voice. 1993;7(3):250-256.

3節文献

1) 吉田光由. 補綴歯科の限界　要介護高齢者に対する補綴歯科のあり方を考える. 日補綴会誌. 2016;8(2):132-137.
2) 長谷部俊一, 菊谷　武. 各種補助床を有効活用するための歯科医師との連携　摂食嚥下機能や構音機能に問題がある患者に歯科技工士ができること(前編)　各種補助床の適用に際しての診断及び設計. 歯科技工. 2016;44(5):605-609.
3) 長谷部俊一. 各種補助床を有効活用するための歯科医師との連携　摂食嚥下機能や構音機能に問題がある患者に歯科技工士ができること(後編)　摂食嚥下機能や構音機能の回復に向けた各種補助床の製作の実際. 歯科技工. 2016;44(6):744-752.
4) 日本老年歯科学会医療問題検討委員会. 舌圧検査の指針.

4節文献

1) 日本摂食嚥下リハビリテーション学会 嚥下調整食委員会. 日本摂食嚥下リハビリテーション学会嚥下調整食分類2021. 日摂食嚥下リハ会誌. 2021 25(2):135-149.
2) 菊谷　武. 外部観察から見た食形態の判定に関する研究. 農林水産省医福食農連携推進環境整備事業(医福食農連携コンソーシアム整備等支援事業)報告書. 2015.
3) 菊谷　武. 運動障害性咀嚼障害を伴う高齢者の食形態の決定. 日補綴会誌. 2016;8(2):126-131.
4) 厚生労働省. 栄養改善マニュアル(改訂版). 2009.
5) 厚生労働省. 日本人の食事摂取基準(2015年). 厚生労働省.
6) 菊谷　武. 「食べる」介護がまるごとわかる本: 食事介助の困りごと解決法から正しい口腔ケアまで, 全部教えます. メディカ出版. 2012.
7) 山田晴子, 菊谷　武. 絵で見てわかる入れ歯のお悩み解決!女子栄養大学出版部. 2014.
8) 菊谷　武. 絵で見てわかる認知症「食事の困った!」に答えます. 女子栄養大学出版部. 2015.
9) ヘルシーフード株式会社. 初めてとろみをつける方に
http://www.healthy-food.co.jp/
10) 尾関麻衣子, 中村育子. 食形態の選択と加工法. コミュニティケア. 2016;18(3):21-26.
11) 株式会社フードケア. スベラカーゼ.
http://www.food-care.co.jp/products/sbk/index.html

【著者略歴】

菊谷　武（きくたに　たけし）
日本歯科大学　教授
同大学口腔リハビリテーション多摩クリニック　院長
同大学院生命歯学研究科　臨床口腔機能学

1989年　日本歯科大学歯学部附属病院高齢者歯科診療科入局
2001年10月　同大学附属病院　口腔介護・リハビリテーションセンター　センター長
2005年4月　同大学助教授
2007年4月　同大学准教授
2010年4月　同大学教授
2010年6月　同大学院生命歯学研究科臨床口腔機能学教授
2012年1月　東京医科大学兼任教授
2012年10月　日本歯科大学口腔リハビリテーション多摩クリニック　院長

・おもな研究
平成26～28年度厚生労働科学研究費補助金（長寿科学総合研究事業）「地域包括ケアにおける摂食嚥下および栄養支援のための評価ツールの開発とその有用性に関する検討」主任研究者

・おもな著書
『絵で見てわかる－認知症「食事の困った！」に答えます』女子栄養大学出版
『絵で見てわかる－入れ歯のお悩み解決』女子栄養大学出版
『「食べる」介護がまるごとわかる本』メディカ出版
『高齢者の口腔機能評価NAVI』医歯薬出版
『基礎から学ぶ口腔ケア』学研
『図解　介護のための口腔ケア』講談社

チェアサイド　オーラルフレイルの診かた　第2版
保険対応！　歯科医院で気づく，対応する口腔機能低下症
詳しくわかる動画付き　ISBN978-4-263-44526-6

2017年6月20日　第1版第1刷発行
2018年5月25日　第2版第1刷発行
2025年2月10日　第2版第8刷発行

著　者　菊谷　武
発行者　白石泰夫
発行所　医歯薬出版株式会社
〒113-8612　東京都文京区本駒込1-7-10
TEL.（03）5395-7638（編集）・7630（販売）
FAX.（03）5395-7639（編集）・7633（販売）
https://www.ishiyaku.co.jp/
郵便振替番号 00190-5-13816

乱丁，落丁の際はお取り替えいたします．　印刷・真興社／製本・皆川製本所